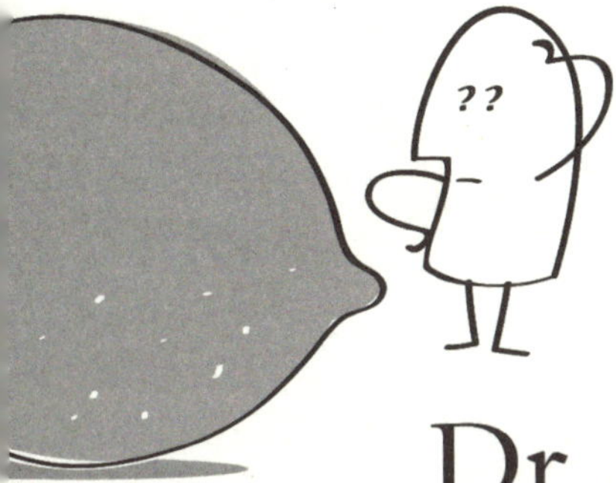

Dr. Mulholland

PENSAMENTO SAUDÁVEL

Como pegar o limão que a vida lhe dá e fazer uma limonada

EDITORA FUNDAMENTO

Editor e edição de texto: Editora Fundamento
Capa e editoração eletrônica: Silvana Mattievich / Editora Fundamento
CTP e impressão: SVP –Gráfica Pallotti –Santa Maria

Publicado originalmente por Zenith Publishing, em 2003

Dados Internacionais de Catalogação na Publicação (CIP)
(Câmara Brasileira do Livro, SP, Brasil)

Mulholland, Tom
Pensamento Saudável/Tom Mulholland; [versão brasileira Editora Fundamento] – São Paulo, SP: Editora Fundamento Educacional, 2009.

Título original: Healthy thinking

1. Autoajuda 2. Autoanálise (Psicanálise) 3. Felicidade 4. Motivação (Psicologia) 5. Mudanças de vida 6. Sucesso I. Título

07-7499 CDD–158.1

Índice para catálogo sistemático:

1. Autoanálise: Desenvolvimento pessoal: Psicologia aplicada 158.1

Fundação Biblioteca Nacional

Depósito legal na Biblioteca Nacional, conforme Decreto n.º 1.825, de dezembro de 1907.

Impresso no Brasil

Telefone: (41) 3015 9700
E-mail: info@editorafundamento.com.br
Site: www.editorafundamento.com.br

SUMÁRIO

Prefácio do professor Peter Yellowlees 5
Introdução 6

Parte 1. Minha jornada até o pensamento saudável

1. Tristeza 10
2. A primeira onda gigante 14
3. Viva seu sonho, não sonhe sua vida 22
4. Capital de risco – a segunda onda gigante 38
5. Desespero e depressão – a terceira onda gigante 47

Parte 2. Técnicas de pensamento saudável

6. Pensamento doentio 60
7. Álgebra emocional 63
8. Escolha a sua atitude 68

Parte 3. Como utilizo o pensamento saudável

9. Pratique, pratique, pratique 78
10. *Stand-up comedy* – humor de cara limpa 92
11. Quem precisa de inimigos? 96
12. Às vezes é bom não conseguir o que se quer 100
13. Novos pensamentos, novas aventuras 103

Parte 04. Comportamentos de sucesso

14. O que é sucesso? 116
15. Os dez Cs do sucesso 120

 Este livro é dedicado ao dr. Mike Cox, amigo, piloto e aventureiro, que tirou a própria vida depois de anos de luta contra seus pensamentos.

Isenção de responsabilidade

As ideias contidas neste livro representam inteiramente as opiniões do autor, que é médico. Em hipótese alguma podem ser consideradas conselhos individuais. Assim, nem o autor nem os editores aceitam responsabilidade por atos pessoais de qualquer leitor ou pelos resultados de tais atos com base na leitura deste livro. Em caso de depressão, nossa opinião é a de que se deve sempre consultar um médico.

PREFÁCIO
Professor Peter Yellowlees

No decorrer dos anos, como professor de psiquiatria, vi muita gente em luta contra os próprios pensamentos e as próprias emoções. Os médicos enfrentam os mesmos fatores de estresse e desafios que outras pessoas – e mais alguns, que podem afetar a saúde mental e o desempenho.

Conheço o dr. Tom Mulholland como amigo e colega de profissão. Ele é um entusiasta, um médico e empreendedor bem-sucedido e inteligente – uma daquelas pessoas inesquecíveis, cheias de talento e carisma.

Tom escreveu um livro inspirador, um guia fácil de ler, que ensina a pensar de maneira saudável. Ele usa a própria experiência de altos e baixos nos negócios e na vida pessoal para transformar um dia comum em um grande dia.

Este livro é útil tanto para os indivíduos que, apesar de bem-sucedidos, precisam de um ajuste, como para aqueles que enfrentam dificuldades e necessitam de orientação. Nele é possível encontrar motivação e inspiração para as atividades do dia-a-dia, assim como ajuda para enfrentar os grandes desafios impostos pela vida. Esta obra tem o poder de ensinar você a ser feliz e a tomar o caminho do sucesso.

Pensamento Saudável – eu recomendo!

Professor Peter Yellowlees

Austrália

INTRODUÇÃO

Ao procurar um título para este livro, encomendei uma pesquisa com base em dados de publicações. A pessoa que fez isso para mim disse que havia 3 mil livros com a palavra *"healthy"* (saudável) e 2 mil com a palavra *"thinking"* (pensamento) no título, mas nenhum chamado *Healthy thinking.*

"Você é mesmo original!", ela disse. Faz tempo que ouço isso.

Depois de quinze anos atendendo pacientes e ensinando-as a ter uma alimentação saudável, um estilo de vida saudável e a praticar exercícios saudáveis, concluí que faltava um aspecto crucial: o pensamento saudável. Por experiência própria, eu sabia que o pensamento doentio causa emoções e atitudes doentias, o que pode levar a um comportamento doentio.

Desenvolvi e ensinei a técnica do pensamento saudável, com resultados surpreendentes. Já que há anos venho praticando essa forma de pensamento, achei que era hora de escrever um livro sobre o assunto. Tenho certeza de que a sua vida vai mudar, assim como aconteceu com a minha.

Pensamento saudável é cirurgia no cérebro, sem sangue. Quanto mais você o pratica, melhor fica. É grátis, não tem efeitos colaterais e não exige medicação nem equipamentos. Bastam os seus pensamentos e as ferramentas a que dou o nome de álgebra emocional *(Emotional Algebra).*

Você pode mudar a sua atitude e eliminar o que chamo de emoções doentias: estresse, raiva, ansiedade, culpa, inveja, ressentimento, rejeição, tristeza, frustração e decepção. Todas elas são um desperdício de tempo e energia e não levam a lugar algum.

Espero que você adquira as habilidades mencionadas neste livro, utilizando-as para tornar-se uma pessoa feliz e para aproveitar a vida maravilhosa que pode ter. Tudo depende de você – a única pessoa no mundo que conseguirá mudar. Mas vai notar diferenças nos outros diante de suas novas atitudes.

Este livro não pretende ser um profundo tratado de psicologia ou farmacologia. Destes, já existem muitos. Minha intenção é produzir um manual fácil de ler, com base em minhas experiências como médico, empreendedor, comediante e paciente.

De tudo que fiz na vida, a habilidade de pensar de maneira saudável é o recurso mais poderoso que desenvolvi. O pensamento saudável permite que você alcance as suas metas e viva o seu sonho – em vez de sonhar com uma vida que deseja, mas não realiza.

Dr. Tom Mulholland

The Attitude Doctor **– O Doutor Atitude**

Parte 1

Minha jornada até o pensamento saudável

Capítulo I
TRISTEZA

Esta foi a primeira luz que vi no fim do túnel, e não era um trem vindo na minha direção. Descobri que minha tristeza resultava dos meus pensamentos. E decidi me tornar alérgico a ela. Eu pensava de maneira doentia.

Esse não é um comentário leviano, simples frase de efeito, mas uma decisão consciente que tomei para evitar me sentir mal. Eu detestava tanto ser triste que busquei a cura, assim como um cão sedento procura água. Foi então que superei o estágio da paralisia.

Tal como um pescoço quebrado, a tristeza pode paralisar. Felizmente, curar a tristeza é muito mais fácil, desde que se saiba como. Foi a pesquisa da cura para a tristeza que me levou a descobrir a técnica do pensamento saudável.

Estar triste, infeliz, estressado ou deprimido é coisa séria. Pode matar. E já matou alguns dos meus amigos, colegas e pacientes, além de milhões de pessoas que não cheguei a conhecer. Portanto considero perfeitamente razoável - uma medida protetora - desenvolver alergia a tais condições.

A tristeza não é só desagradável; é uma completa perda de tempo. Sentir pena de si não acaba com a tristeza. Normalmente a alimenta.

Existem muitos tratamentos contra a tristeza. Alguns dão certo; outros, não. Sei disso porque experimentei a maior parte deles. Tentei aconselhamento, antidepressivos, álcool e até viagens para o exterior. Tomei de quase tudo, menos datura – uma planta usada por povos primitivos em rituais místicos e religiosos ou com fins medicinais –, porque não conheço ninguém que tenha aguentado uma segunda dose. Os antidepressivos ajudaram, mas não completamente. Algumas sessões de aconselhamento tiveram utilidade, mas a maior parte delas de pouco serviu. Então, assumi a missão de procurar minha cura.

> A TRISTEZA NÃO É SÓ DESAGRADÁVEL: É UMA COMPLETA PERDA DE TEMPO.

Antes de ser tomado pela tristeza, fui um grande realizador. Formado em medicina, tinha conquistado o *first class honours degree*, com notas entre 85 e 100 em biologia molecular, um diploma de medicina esportiva e um brevê de piloto. Tinha atuado como guarda-florestal e como médico do time de rúgbi de Fiji, sobrevivido a uma grande onda ao surfar em Java, criado empresas bem-sucedidas e recebido prêmios na área dos negócios. Tinha viajado muito e era viciado em adrenalina. Por isso, saltei de aviões, escalei os Alpes do Sul, na Nova Zelândia, estive no Himalaia, viajei para a América Central durante a passagem do furacão Hugo, atravessei florestas, dormi à beira de uma lagoa cheia de crocodilos, mergulhei com tubarões no Taiti e participei de várias outras aventuras que fariam Indiana Jones parecer muito tranquilo.

Então, o que me deixava tão triste? Afinal, eu tinha acabado de levantar milhões de dólares em capital de risco para a www.doctorglobal.com. Havia fundado a empresa e investido, para isso, trabalho e dinheiro (meu, dos amigos e dos parentes). Possuía uma bela família, com filhos pequenos, e uma bonita casa a poucos minutos de carro dos melhores points de surfe e de tudo que eu quisesse.

A razão de tanta tristeza foi ter ouvido minha mulher dizer que estava saindo. Não saindo para me comprar um presente ou qualquer outra coisa, mas saindo de casa, acabando com o casamento. Ela não queria mais ser minha mulher.

Minha família e meu sonho se espatifaram como uma vidraça atingida por uma pedra. Eu poderia escrever um milhão de livros sobre a experiência que vivi; mas, como em todo caso de alergia, é melhor evitar o agente provocador e seguir em frente. A viagem até a descoberta da cura para aquela crise de alergia à tristeza durou seis meses.

Como médico e cientista, eu tinha trabalhado em pesquisas acadêmicas sobre suicídio, memória na velhice e outros projetos reconhecidos e premiados. Eu era um explorador, no sentido físico e acadêmico. Mas, tal como no caso do Santo Graal, sempre faltava alguma coisa. Foi preciso passar por um grande revés para ser mandado ao centro da escuridão, ao templo da ruína, em busca da resposta.

A resposta é simples, mas é a mais importante descoberta que fiz na vida. É tão poderosa que a considero capaz de mudar o mundo – de evitar guerras, inclusive. E de fazer você feliz, com certeza. Minha descoberta é o pensamento saudável.

Eu já havia praticado o pensamento saudável, embora sem saber, para tratar minha ansiedade durante a prática do surfe. Tal ansiedade surgiu quando fui atingido por uma onda enorme, de 6 metros de altura. Mas voltaremos ao assunto no próximo capítulo.

O pensamento saudável pode ser aliado a outros tratamentos e não causa reações adversas, interações perigosas nem efeitos colaterais (recomendações especiais para os leitores médicos). Ele pode torná-lo uma pessoa mais feliz, mais saudável e mais bem-sucedida. E pega: é capaz de influenciar aqueles à sua volta. Além do mais, tem o poder de tornar você, sua família e sua empresa mais eficientes.

O PENSAMENTO SAUDÁVEL PODE TORNAR VOCÊ UMA PESSOA MAIS FELIZ, MAIS SAUDÁVEL E MAIS BEM-SUCEDIDA.

O pensamento saudável evita e trata ansiedade, raiva, estresse, melancolia e tudo o que a mente conseguir controlar. Já que o corpo está sob o controle da mente quase o tempo todo, faz sentido manter os pensamentos saudáveis. Assim, tudo o mais se torna saudável.

O mais incrível em relação ao pensamento saudável é que ninguém precisa ser infeliz para pô-lo em prática. Se estiver em um bom dia, você pode usá-lo para ter um dia excelente. Pode usá-lo também para conseguir o que quer. Quando você adota o pensamento doentio, perde em eficiência e desperdiça tempo e energia.

O pensamento saudável é agradável e criativo. Quanto mais você o pratica, melhor fica a vida. E é grátis! Com o pensamento saudável, você cria uma atitude própria.

Se você se sente mal,
o pensamento saudável pode fazer você se sentir bem.

Se você se sente bem,
o pensamento saudável pode fazer você se sentir melhor ainda.

Capítulo 2

A PRIMEIRA ONDA GIGANTE

Adoro surfar. O surfe é meu esporte preferido. Surfei durante os anos de estudo na universidade e viajei pelos quatro cantos do planeta à procura de boas ondas. O surfe mudou minha vida. Escolhi morar no meu atual endereço porque estou perto das melhores ondas do mundo.

Recentemente, fui incluído no livro *New Zealand Surfers: 25 Profiles of Kiwis Who Love to Surf*, de Luke Williamson. Veja o que ele diz:

> Tom é um aventureiro dos negócios, do intelecto e do surfe. Um homem que se propõe a atingir metas grandiosas e que as excede, invariavelmente. Tom não conhece limites. Ele determinou para si uma vida boa e emocionante, que inclui sonhos, família e muito surfe.

A ansiedade, porém, quase me fez parar de surfar. Houve uma época em que o surfe se tornou um pesadelo, e não um sonho.

Em 1995, eu tinha voltado a Grajagan, Java Oriental, como médico de acampamento. G-Land, como é conhecida entre os surfistas, tem uma famosa onda que corre para a esquerda, passando sobre recifes pontiagudos que podem representar risco de vida. Trata-se de um local bastante afastado, nos limites da selva javanesa, onde se encontram escorpiões, tigres, cobras venenosas e malária. Logo descobri como aquele lugar podia ser perigoso.

Os médicos atuam sem receber pagamento. Lá, eles tratam acidentes do dia-a-dia, quase afogamentos a arranhões causados pelos recifes. Certa vez, suturei sete surfistas em um só dia. No entanto, os benefícios compensavam enormemente os riscos. Grajagan é um local maravilhoso e, tal como Pipeline e Tavarua, tem ondas de primeira.

Puma, o administrador, recebeu-me para o segundo ano de trabalho.

– Dr. Tom – ele disse –, pode ficar com a cabana de Gerry Lopez, bem perto da água.

Em dois dias, aquela barraca receberia o impacto de um tsunami, uma onda de mais de 6 metros de altura, causada por um terremoto na Trincheira de Java. Em consequência, 350 pessoas morreram na baía de Grajagan e em pequenas cidades próximas e muitas outras ficaram feridas.

Quando fora apresentado ao surfe de ondas grandes, no ano anterior, recebera ajuda de dois havaianos em um bote inflável para chegar até elas, que alcançavam entre 3 e 5 metros. Na época, eu tinha uma infecção no peito e usava uma prancha pequena (2,20 metros), em comparação com os pranchões de 2,80 metros dos veteranos de Waimea. Estava mal preparado e mal equipado para a montanha de água que se movia mais rapidamente do que um caminhão e explodia sobre recifes rasos e pontiagudos. A empreitada era difícil demais.

Sem fôlego, remei em direção ao paredão – da altura de prédios de três andares –, enquanto fiapos de espuma, que mais pareciam plumas, saíam da crista da onda. Minha sobrevivência estava em risco, e comecei a entrar em pânico. Depois de horas, em que só consegui pegar uma onda, cheguei à praia, aliviado por estar em terra firme e vivo.

Um ano mais tarde, com a lembrança do medo das ondas grandes, me acomodei na cama da cabana de sapé, a pouco mais de 6 metros do ponto aonde chegava a maré alta. Conhecia as minhas limitações como surfista e estava mais bem preparado e equipado do que no ano anterior. Sentia-me pronto para domar o monstro de Grajagan. Tinha uma prancha maior e o peito em perfeitas condições. Mal podia esperar pelas ondas que a manhã traria. Elas chegaram antes que eu esperava.

À noite, vários surfistas profissionais, entre eles Simon Law, Bob Bain, Shane Herring e Ritchie Lovett, que tinham chegado ao acampamento, falaram de uma grande onda que se aproximava, vinda da Austrália Ocidental. Achei aquilo emocionante.

Era meia-noite e a temperatura era de 35 graus, quando me enfiei embaixo do mosquiteiro para dormir. Às 2 horas, fui acordado pelo rugido de uma grande onda, um som que já tinha ouvido muitas vezes, mas nunca tão alto. Primeiro, pensei que ela tivesse quebrado. Mas havia algo de diferente. Normalmente, quando uma onda quebra sobre os recifes, a explosão inicial é seguida de um ruído mais suave, até que a seguinte estoure como um tiro de canhão. No entanto, o som era cada vez mais alto, sem intervalos. Seria uma tempestade tropical? Seria um jumbo vindo de Jacarta?

Nesse caso, estaria a baixíssima altitude, e a batida seria iminente. Por instinto, peguei minha maleta de médico, para atender as vítimas. O ruído era ensurdecedor. Cheguei a pensar que o avião pudesse cair em cima de mim. Nunca ouvira nada tão forte. Já estive numa pista de aeroporto no momento da decolagem de um 747 e posso afirmar que aquele barulho era pior. Quando senti o chão tremer, tive certeza: não era um avião.

Então, percebi uma presença enorme, como um monstro prestes a me engolir. Olhei pela porta e vi, na escuridão, uma verdadeira massa de água de mais de 6 metros de altura, violenta, escura, espumante, avançando em minha direção, como se uma represa tivesse estourado. Era uma grande onda, eu sabia.

No primeiro momento, fiquei aflito e senti uma tristeza imensa ao pensar que tinha chegado ao fim. Minha mulher estava grávida de Olivia, nossa primeira filha.

"O grande sono agora, não", pensei. Eu não estava pronto. Tinha muito a fazer. Quando me lembro da situação, tenho a impressão de que não tive medo da morte – parecia não haver alternativa.

Em um segundo momento, gritei "onda gigante!" e acordei meu companheiro de cabana, o dr. David Arden, que dormia profundamente. A adrenalina bateu, e, por reflexo, saí pelos fundos, sem roupa e envolvido no mosquiteiro.

No terceiro momento, o oceano me engoliu. No escuro, fui jogado aos trambolhões, como uma coisa à toa. Ouvi o estalar das árvores e o baque de pedaços de coral sobre o chão. Pelo que me pareceu uma eternidade, fui arrastado para a floresta, esperando ver uma luz branca no fim do túnel. Luz que nunca veio.

Meus joelhos e minhas mãos tocaram o chão, e a força do mar diminuiu por um instante. Então, ouvi o som de algo sendo sugado. Era o mar recuando. Aí, sim, tive medo.

A ideia de ser tragado e levado para a baía, para os corais, me fez sentir muito medo. Eu sabia que, se me segurasse em algo, talvez sobrevivesse. Havia uma chance. Agarrei-me às raízes e às árvores como quem se agarra à própria vida. A água retrocedeu, mas não me levou junto.

Quando pensei estar diante da morte certa, não tive medo, pois nada podia fazer para me salvar do que estava por vir. No entanto, quando pensei na possibilidade de ser sugado pelo mar, senti medo. Eu tinha que sobreviver ao recuo da onda. Então, haveria salvação. Eu sabia que, se me segurasse em alguma coisa, poderia evitar a morte ou ferimentos graves nos recifes cortantes. A ideia criou o sentimento.

O medo e a ansiedade fizeram que eu me agarrasse à vida. Ansiedade e medo existem para nos proteger do perigo. Aquela foi uma situação em que tais sentimentos foram úteis. O pensamento se torna doentio quando cria sentimentos irracionais, como vamos ver nos próximos capítulos.

> O MEDO E A ANSIEDADE FIZERAM QUE EU ME AGARRASSE À VIDA.

O som do mar recuando foi substituído por gritos humanos. Quando meus olhos se acostumaram à pouca luz, vi uma prancha de surfe branca que tinha sido arrastada comigo para a floresta. Agarrei-a, prendi a tira no tornozelo e corri pela mata, até uma região mais alta, onde o pessoal que ocupava uma parte não atingida do acampamento estava acordando. Lá estava eu: sem roupas, arranhado, ferido e assustado... mas vivo!

Assim que consegui um short para vestir, comecei a avaliar os danos e a cuidar dos feridos. Infelizmente, alguns nativos catadores de conchas que dormiam à beira da água tinham sido atingidos com gravidade. Vi uma nativa em silêncio, apesar de seu braço apresentar uma fratura de úmero e estar dobrado em um ângulo de 90 graus. Fiz o que pude para endireitar o braço dela, apliquei um medicamento, ajeitei uma tipoia e fiquei observando-a, vendo-a desaparecer na noite, para verificar como estava sua família, em um vilarejo próximo.

Um surfista tinha costelas quebradas, um corte feio no rosto e, provavelmente, um pulmão atingido. Fiquei em dúvida se deveria introduzir o dreno que tinha comigo, para deixar saírem o sangue e o ar. O dreno de tórax é como um grande espeto de metal com uma bainha de plástico. A ponta de metal deve ser introduzida com cuidado, para não atingir estruturas importantes, como o coração ou a aorta. Então, é removida, deixando o dreno de plástico no lugar. Não seria tarefa simples, se executada sob a luz fraca de tochas.

Optei por um procedimento mais cauteloso e não utilizei o dreno. Aos poucos, ele foi melhorando. O rapaz viveu para deixar a floresta dali a dois dias.

Muitos podem descrever a tragédia, mas jamais esquecerei o cheiro, o caos e as fortes emoções daquela ocasião. No dia seguinte, a mata estava cheia de estranhas criaturas do mar, e a baía, cheia de tubarões. A mídia contabilizou mais de 350 mortos nos vilarejos próximos, a maior parte crianças e pescadores arrastados pela água. Em consequência do choque, vivi momentos de ansiedade e procurei lugares elevados para dormir, com medo de outro tsunami.

Deixei G-Land três dias depois, no primeiro bote em que consegui entrar. Para minha família, aquele também foi um período difícil, sem saber se eu havia sobrevivido. Se a onda tivesse sido ainda maior ou tivesse acontecido durante o dia, enquanto estávamos surfando, muito mais gente teria morrido – talvez eu, inclusive. Do jeito que tudo aconteceu, posso dizer que a natureza me chicoteou com a cauda. Eu vivi para voltar a surfar, mas a experiência certamente não terminou aí.

Depois disso, comecei a ficar ansioso ao entrar no mar. Bastava ver ou ouvir uma onda grande quebrando, e lá vinha a ansiedade. A garganta ficava seca, e eu só queria sair da água. Ondas menores passaram a ter o mesmo efeito. Uma onda da minha altura era suficiente para causar um desejo incontrolável de estar em terra firme. O surfe era a minha vida. Eu adorava o bem-estar, a sensação de esperar a onda e viajar nela. A situação chegou a tal ponto, porém, que o medo me impedia até de remar para dentro do mar.

O ESTRESSE E A ANSIEDADE PODEM AUMENTAR A POSSIBILIDADE DE FATOS RUINS ACONTECEREM.

Normalmente, eu gostava de remar usando os braços, por simples prazer. Mas a situação havia mudado. Mesmo em ondas seguras, eu sentia um medo irracional de ser tragado. Comecei a desenvolver estratégias para fugir das ondas, grandes ou pequenas: dor nas costas, falsos machucados...

Com o tempo, percebi que a causa da minha ansiedade era a aproximação de uma série de ondas. No entanto, elas raramente quebravam em cima de mim ou me derrubavam: estouravam longe, ou eu as atravessava remando. Passei a me concentrar na onda que tinha à minha frente, enquanto remava. Em 90% dos casos, eu me incomodava com ondas que não me fariam mal.

Hoje, sei que o mesmo vale para as situações em que as pessoas se preocupam ou ficam ansiosas: em 90% das vezes, o fato não chega a acontecer. Na verdade, o estresse e a ansiedade podem aumentar as possibilidades de acidentes. No meu caso, a falta de confiança me deixava mais propenso a ferimentos. Quando você rema para pegar a onda, deve estar atento e ficar logo de pé. Passar do momento ou hesitar pode levar à queda. O pior: a ansiedade acelera o coração, aumentando a necessidade de oxigênio, tão precioso embaixo da água. Meu pensamento doentio criou uma ansiedade irracional que me impedia de praticar o esporte de que mais gostava – o surfe. Era preciso agir.

Comecei a analisar meus pensamentos. Forcei-me a melhorar meu condicionamento físico, a prender a respiração por trinta segundos e a contar quanto tempo ficava embaixo da água. Descobri que esse tempo nunca era superior a dez segundos. Quanto mais eu entrava em pânico e me agitava, tentando voltar à superfície, menos conseguia manter o fôlego. Mudei meu pensamento para: "Posso prender a respiração pelo tempo que for necessário." Comecei a relaxar embaixo da água e a consumir menos oxigênio. Comecei a pegar ondas maiores e abandonei as estratégias de fuga, como a dor nas costas.

Assim, reencontrei o prazer de ser apanhado e derrubado por uma onda, como se estivesse em uma máquina de lavar, e de voltar à superfície, feito uma rolha de cortiça – encharcada, é bom que se diga! Foi preciso um bocado de coragem para controlar meus pensamentos e superar a ansiedade, mas consegui. E vivo melhor por isso. Em vez de me preocupar com ondas que não me atingiriam, eu me concentrava apenas na que tinha diante de mim. Com isso, passei a pegar ondas cada vez maiores. Agora, estou bem e sou um surfista ainda melhor. Sinto-me outra vez confortável na água e aproveito uma atividade de que quase desisti.

Talvez você ache que ser atingido por uma onda gigante não seja um evento comum e que qualquer um ficaria com medo de água. A questão é que o tsunami despertou o pensamento doentio. E as pessoas, em sua maioria, nem precisam de uma parede de água de mais de 3 metros de altura para sentir ansiedade ou pensar de maneira doentia.

> O PENSAMENTO CONTROLA AS EMOÇÕES, QUE POR SUA VEZ INFLUENCIAM O COMPORTAMENTO.

Pare e pense no que lhe causa ansiedade. Agora imagine esses fatores como uma sucessão de ondas, em termos de distância. Algumas estarão muito longe; outras, mais perto. Então, raciocine que talvez as ondas mais distantes nunca alcancem você. É mais provável ser atingido pela que está na frente. Portanto, concentre-se nas mais próximas, mais prementes. Examine-as com clareza, de maneira saudável.

> LEMBRE QUE 90% DAS COISAS COM QUE VOCÊ SE PREOCUPA TALVEZ NUNCA VENHAM A AFETÁ-LO.

Em relação ao meu medo de ondas, quando identifiquei o agente provocador (as ondas distantes) e mudei o pensamento (elas não vão me pegar, posso prender a respiração), troquei minha reação emocional negativa por uma saudável (de ansiedade para prazer).

A ansiedade é a principal causa de doenças e infelicidade. Em sua forma extrema, ela paralisa as pessoas, a ponto de impedi-las de sair de casa ou de fazer as coisas que mais apreciam. Em sua forma mais suave, é capaz de fazer as pessoas evitarem riscos, ou simplesmente de inibir seu crescimento. Passei anos me sentindo desconfortável ao receitar ansiolíticos – *Valium,* por exemplo –, pois acredito que mascaram o problema. Antidepressivos – como a paroxetina – podem ser mais eficazes, por elevarem os níveis de serotonina no cérebro. Acredito também na eficácia do pensamento saudável e o tenho utilizado em mim e em pacientes, com ou sem medicamentos.

Sou um piloto com centenas de horas de voo. E, como passageiro, tenho milhares de horas de experiência. Adoro voar. Se toda vez que o avião levantasse voo, eu pensasse que ele poderia cair, ficaria ansioso e deixaria de viajar. E, se pensasse ser impossível o avião cair, não cumpriria os procedimentos de segurança, colocando em risco a minha vida e as dos passageiros. Mais uma vez, o pensamento controla as emoções, que por sua vez influenciam o comportamento.

Lembre que 90% das coisas com que você se preocupa, como ondas à distância, talvez nunca venham a afetá-lo.

Concentre-se na tarefa que tem diante de si e provavelmente evitará que aquilo que você mais teme aconteça.

CAPÍTULO 3
VIVA SEU SONHO, NÃO SONHE SUA VIDA

Na minha opinião, a melhor maneira de alcançar objetivos é combinar pensamento saudável e comportamentos de sucesso. Alguém me disse recentemente que o mais impressionante em mim é o fato de cumprir o que digo que vou fazer. "O homem faz o que diz!" As pessoas, em sua maioria, falam sobre o que têm vontade de fazer ou sobre as boas ideias que têm, mas não tomam providências concretas a respeito disso. Eu tomo.

Acho interessante a minha reação às minhas ideias e como essa reação muda toda vez que realizo um sonho. Um dos meus primeiros sonhos foi ser médico. Há poucos anos, eu viajava em um grande navio e encontrei uma senhora que me conheceu quando eu tinha 5 anos. Veja o que ela comentou: "Você é a única pessoa que ouvi dizer, aos 5 anos, que seria médico e neurocirurgião. E é." Acredito ser um neurocirurgião que não trabalha com sangue, já que ensino as pessoas a operar os próprios pensamentos.

Na verdade, antes de mim, ninguém na minha família tinha frequentado uma universidade. Muita gente pensa que meu pai é médico. Ouço isso a todo momento. Mas meu pai e meus avós trabalhavam no mar ou no cais do porto. Eu quase segui a profissão deles, mas por alguma razão decidi estudar medicina. Essa história demonstra minha determinação e os primeiros estágios da criação do pensamento saudável.

Na escola, eu me saí bem, mas não fui dos mais esforçados. Gostava de mato e costumava pegar gambás – tirava a pele deles e a vendia, ganhando assim algum dinheiro. Resolvi entrar para o New Zealand Forest Service, o serviço florestal da Nova Zelândia, como trainee de guarda-florestal. Não acreditava ter um histórico escolar suficientemente bom para ser médico. Assim, em 1979, aos 17 anos, fui um dos 30 contratados, entre 800 candidatos de todo o país.

Peguei um ônibus e, com todos os meus pertences, parti em busca da minha formação. Cheguei a uma cidadezinha chamada Turangi, para começar um ano de trabalho na floresta de Lake Tapuo.

> A MELHOR MANEIRA DE ALCANÇAR OBJETIVOS É COMBINAR PENSAMENTO SAUDÁVEL E COMPORTAMENTOS DE SUCESSO.

Eu me lembro de ser o único branco, o único sem tatuagem e o único sem ficha criminal em meio a um bando de arruaceiros. Todo dia, capturávamos e levávamos para a cadeia local o que afetuosamente chamávamos de "boobheads" – os prisioneiros. Fiquei surpreso ao imaginar que todos eles tinham ido parar na cadeia por não terem pago suas multas por estacionamento em local proibido.

Minha ingenuidade foi abalada quando perguntei a um prisioneiro por que ele estava ali.

– Assassinato – foi a resposta.

Sempre querendo quebrar barreiras, fiz outra pergunta, com a entonação mais gentil que consegui dar:

– Por que você matou alguém?

– Porque o sujeito fazia perguntas idiotas e perguntava demais.

Assim, passei um ano apagando incêndios, usando serras, resgatando gente perdida e saltando de helicópteros. Meu objetivo era manter a boca fechada – antes que alguém a fechasse por mim.

Ao fim de um ano, eu estava esperto, cheio de energia e entusiasmo, e resolvi estudar engenharia florestal. Era contratado do governo e, em dois anos de estudo, passei as férias nas montanhas, caçando veados e identificando plantas. Eu e outros dois rangers éramos deixados por um helicóptero em uma região remota. Lá, ficávamos por oito semanas. Sobrevivíamos comendo alimentos desidratados, além dos veados que caçávamos e das trutas que pescávamos. Íamos para casa no Natal e voltávamos para mais oito semanas de floresta. Eu adorava aquela vida.

Estava bem-disposto e saudável. Sentia-me satisfeito por saber que, ao fim de quatro meses, eu havia cruzado todos os rios e alcançado o topo de todas as montanhas.

Depois de algum tempo, porém, comecei a desejar algo mais intelectual. Ainda queria ajudar as pessoas. Ainda pensava se poderia ser médico.

Um dia, peguei carona e, após quatro horas de viagem, cheguei à University of Otago Medical School, em Dunedin, onde tinha uma entrevista marcada com a vice-reitora. Ela me informou que, se eu deixasse a engenharia florestal e completasse o curso de Bachelor of Science em botânica com dois As e dois Bs, entraria para a faculdade de medicina. Ou seja: teria que devolver meu salário ao governo, trocar de curso e estudar mais um ano.

Voltei de carona para Christchurch, procurei meu pai e o Serviço Florestal e pedi demissão. Meus chefes acharam graça. Segundo eles, eu jamais entraria para a faculdade de medicina. Meu pai não riu. Apenas me chamou de idiota. Disse que eu estava jogando fora um bom emprego e que jamais cursaria medicina porque não tinha competência para isso.

Confiante e determinado a provar que eles estavam errados, entrei para o curso de botânica, paguei o que devia e estudei tanto que ultrapassei as exigências da vice-reitora: consegui dois As e dois Bs+.

Satisfeito com o meu desempenho, rumei para o norte, onde passaria as férias de verão. Lá, organizei um programa de caminhadas em um parque florestal – bem... peguei um livro na biblioteca, aprendi a localização de algumas estrelas e programei uma caminhada noturna. Na primeira noite, apesar do tempo nublado, sem estrelas, apareceram umas 200 pessoas, não sei se porque era realmente uma boa ideia, ou se aquelas pessoas não tinham coisa melhor a fazer. Como as nuvens não se afastaram, desenhei as estrelas em um quadro e levei o pessoal a caminhar no escuro, para ver vaga-lumes.

Depois que fiquei mais confiante, comecei a levar grupos a uma caverna que conhecia. Quando apagava a tocha, os vaga-lumes brilhavam como estrelas. Era lindo. Certa vez, todos suspiraram, mas uma criança fez "ugh!". Então, avisei que não gritassem e apontei a tocha para o teto, revelando centenas de wetas, uma espécie de gafanhoto gigante não voador. Ao mesmo tempo, disse que, se houvesse gritos, os insetos cairiam sobre suas cabeças. A criança suspirou encantada, mas os adultos fizeram "ugh!". Não sei se a criança praticava o pensamento saudável, mas a reação dela com certeza foi diferente.

Aquele foi um dos meus melhores trabalhos. Eu me sentia como o ambientalista David Bellamy, mostrando a adultos e crianças as plantas, os animais e os ecossistemas da floresta.

Foi quando duas cartas chegaram ao meu pequeno acampamento na floresta. Uma delas vinha da University of Otago Medical School, a mais antiga e, segundo alguns, mais conceituada do país. Trêmulo, abri o envelope.

Caro sr. Mulholland:

Devido à acirrada competição e ao alto padrão dos candidatos este ano, o senhor não foi bem-sucedido na tentativa de ingressar na University of Otago Medical School.

A outra carta era de uma garota por quem eu me julgava perdidamente apaixonado na época.

Caro Tom:

Achei melhor avisar que estou de mudança para outra cidade porque fiquei noiva de um rapaz chamado Guy. Ele foi aceito na faculdade de medicina, e vamos viver juntos.

Ainda bem que não havia uma terceira carta.

A chegada daquela correspondência representou um momento definitivo. Não me importava o fato de todos dizerem que eu jamais entraria para a faculdade de medicina. Eu queria ser médico, mas não podia. Quanto à garota, bem... deixa para lá. A melhor mulher do mundo ainda estava por ser descoberta.

Durante uma hora, andei pela floresta. Depois, sentei-me à beira de um lago profundo e fiquei observando meu reflexo na água. Atirei pedras, contei os círculos a se afastarem do centro... Tive vontade de ir a Londres e entrar para uma banda de punk rock. Estava tudo planejado. Trabalharia como segurança, como barman... e provavelmente limparia banheiros, como tinha feito para pagar meus estudos.

Formado em botânica e trabalhando como segurança? Sempre a mesma m..., só mudaria de cidade! Não que me importasse de trabalhar como segurança; só não queria fazer isso pelo resto da vida!

Pensei um pouco mais. Tinha gostado de estudar genética e biologia molecular. Embora não estivesse inscrito no Honours Program, que prepara estudantes para cursos de pós-graduação ou uma eventual carreira orientada para a pesquisa no setor ambiental, decidi ligar no dia seguinte para a universidade, que ficava a mais de 1,6 mil quilômetro de distância do acampamento. Queria ver se me aceitavam como *honours student*, o que significaria mais um ano de estudo universitário. Ainda acreditava ser possível entrar para a faculdade de medicina. E tinha um plano.

Fui conversar com o diretor do curso de zoologia. Naquele ano, eu sentira vontade de dizer-lhe umas verdades, por causa do modo como havia tratado alguns alunos. Felizmente, não o fiz. Cuidado com os calos em que você pisa hoje, pois podem pertencer a alguém cujos pés precise beijar amanhã. Assim, depois de muitos "beijinhos", fui aceito como *honours student* de zoologia, com ênfase em biologia molecular e genética.

Sofri com comentários do tipo "eu disse que você não entraria para a faculdade de medicina", mas, focado em minha meta, dei a volta por cima.

Meu avô achou ótimo eu estudar zoologia, pois poderia trabalhar no jardim zoológico! E poderia mesmo!

Um dia ainda vou escrever sobre como dei duro naquele ano. Ficava até as 4 horas no laboratório, fazendo marcação radioativa de DNA e procurando mensageiros celulares. E ainda trabalhava como garçom e barman para pagar os estudos.

Certa vez, eu servia champanhe em uma bandeja a um grupo. Como é costume, as pessoas pegavam a bebida sem sequer olhar para o garçom. Estavam ocupadas demais conversando com seus amigos importantes. No entanto, diferentemente dos outros, um homem se voltou, olhou-me bem nos olhos e disse:

– Muito obrigado.

Era o governador-geral da Nova Zelândia, sir David Beattie.

> NÃO DEIXE QUE IDEIAS NEGATIVAS COMANDEM SEUS SENTIMENTOS.

Nunca esqueci aquela lição de delicadeza e a influência que um gesto pode exercer. Aquele homem, talvez a pessoa mais importante do país, tinha me olhado nos olhos, fazendo-me sentir prestigiado. Um gesto simples que me deu a sensação de sucesso e valorização. E que para ele custou apenas um segundo e um sorriso.

Meu trabalho árduo e minha dedicação foram recompensados com quatro As+, um A e um *first class honours degree,* concedido a alunos que obtêm notas entre 85 e 100. O resultado não poderia ter sido melhor. Recebi uma carta da University of Otago Medical School, convidando-me a ingressar no segundo ano de medicina. Na mesma época, outra carta chegou. Era daquela ex-namorada, que dizia haver rompido com Guy e perguntava o que eu andava fazendo. Anos mais tarde, Guy me telefonou, perguntando se eu queria dividir um apartamento com ele, em nosso primeiro ano de trabalho em outra cidade. Aceitei o convite. Mas essa história fica para depois.

Rumei para o sul, carregando tudo que tinha. Dessa vez, fui de Fusca, e não de ônibus, com os pertences no porta-malas. Disse ao meu pai e ao serviço florestal que ia estudar medicina e avisei ao meu avô que não trabalharia no zoo. Estava ansioso, com medo de me sentir intelectualmente inferior aos outros alunos. Mais uma vez, eu permitia que ideias negativas comandassem meus sentimentos.

O estudante designado para ser meu companheiro de laboratório foi William Peters, que mais tarde seria meu melhor amigo e parceiro nos negócios. No primeiro dia de aula, o professor de cirurgia nos perguntou onde havíamos estudado anteriormente. William vinha do Kings College, o mais conceituado do país. Eu vinha de uma instituição simples, o Taita College, mais ou menos equivalente às escolas do Bronx, em Nova York. Com certeza, não se podia dizer que eu tivesse pedigree acadêmico, e fiz vários cursos para melhorar minha formação. Ouvi dizer que o colégio está muito melhor atualmente.

Achei que o modo de parecer mais sabido fosse chegar todo dia cinco minutos antes de William. Assim, ele sempre teria que me perguntar o que estava acontecendo e sempre saberia menos do que eu. Porém acabei me convencendo de que era tão inteligente quanto ele. Podíamos chegar ao mesmo tempo. Adquiri confiança na minha capacidade intelectual. O estudo na faculdade de medicina era fácil depois de um *honours degree*, e tive um desempenho excelente em todos os anos.

Posso dizer que vivi bem e transformei muitos sonhos em realidade, mas pensamento saudável e comportamentos de sucesso sempre foram para mim ferramentas-chave. A diferença é que eu ainda não as reconhecia nem as havia elaborado formalmente, fazendo delas um todo transferível, como acontece agora.

Enquanto cursava a faculdade de medicina, por exemplo, eu precisava de dinheiro. Meus pais ofereceram seu suado dinheirinho, mas eu queria fazer as coisas do meu jeito. William era contratado como professor particular no Christ's College, outra conceituada instituição da Nova Zelândia. Sugeri oferecermos aulas particulares a crianças. Abrimos uma pequena empresa e fomos aconselhados a escolher os sócios com mais cuidado do que se procurássemos uma esposa. Olhamos um para o outro e demos uma gargalhada. Hoje ainda rimos ao lembrar essa história.

Devido aos meus pensamentos, por pouco não desisti do negócio. Estava preocupado com a possibilidade de servir apenas aos ricos, imaginando que somente eles poderiam pagar por aulas particulares. Seus filhos ficariam ainda mais bem preparados e isso ajudaria a ampliar a lacuna entre ricos e pobres. Decidi que, se o negócio desse certo, ofereceria aulas de graça a quem não pudesse pagar.

Logo percebi que estava errado. O telefone tocou pela primeira vez. William e eu, metidos em nossos ternos de 2 dólares, comprados no brechó do Exército da Salvação, rumamos para Linwood, um bairro habitado por operários, para conhecer nossa primeira cliente. Fomos à procura dos pais de uma garota chamada Heidi.

A casa dividia o espaço com uma lojinha. Saltamos do nosso carro de 300 dólares, atravessamos a loja e entramos na casa. Fomos ao encontro de Heidi com nossa "extensa rede de profissionais" – na época somente uma professora, Carol, e William e eu na retaguarda.

Carol estudava medicina. Eu mesmo pagaria para tê-la como professora. Felizmente, Carol e Heidi se deram bem. Fiquei surpreso quando o pai da menina marcou 20 aulas, abriu a gaveta da caixa registradora e tirou 300 dólares em dinheiro. Exatamente o preço do carro. E ainda tínhamos que pagar pelo trabalho de Carol. Aquela foi uma das minhas primeiras lições de fluxo de caixa. Fiquei muito satisfeito com o sucesso do negócio e com o fato de não estarmos atendendo apenas os ricos. Que eu saiba, na época não existiam grupos de professores particulares que obedecessem àquele formato.

O Christchurch Tutoring Service, nosso serviço de aulas particulares, foi um grande sucesso. A cada semana, novos estudantes de medicina se ofereciam para se juntar ao grupo e ganhar algum dinheiro. Chegamos a ter 30 deles trabalhando para nós. Os negócios iam muito bem. Logo que juntei dinheiro suficiente, vendi meu Fusca e viajei para estações de esqui no Canadá e nos Estados Unidos. Três meses mais tarde, voltei, iniciei o quinto ano de estudo, e passamos o negócio adiante. Eu e William estávamos ocupados demais com outro plano.

Fui a Christchurch atendendo a um telefonema de William. Ele não conseguia vender seu carro em Auckland e tinha vontade de promover uma feira de automóveis em Christchurch. Seria a primeira do gênero em South Island. Gostei da ideia. As pessoas pagariam 11 dólares para estacionar o carro por três horas, no domingo. Compradores teriam direito a estacionamento grátis.

O conselho da cidade nos cedeu o estacionamento, desde que doássemos uma porcentagem a uma instituição de caridade, com o que concordamos. Procurei o professor Alan Clarke, reitor da faculdade, e pedi que sugerisse uma instituição merecedora de ajuda. A Canterbury Medical Research Foundation foi a resposta.

O superintendente do estacionamento insistiu em que fizéssemos uma doação maior, já que considerava a nossa proposta um esquema para ganhar dinheiro. O reitor deu um telefonema rápido a um homem público, um dos patronos da Canterbury Medical Research Foundation, e este confirmou: a fundação patrocinava pesquisas médicas importantíssimas. Assim, com o sinal verde do superintendente, em um dia de temporal e frio intenso, inauguramos a feira, com 24 carros.

Liguei para a estação local de televisão, oferecendo uma boa história. Depois de sermos filmados e aparecermos na telinha, 240 carros foram negociados na semana seguinte!

Decorrido algum tempo, vendedores de carros ameaçaram nos expulsar da cidade. Chegaram a lançar uma feira em um bairro residencial para competir com a nossa. Mas não fizeram direitinho o "trabalho de casa". O telefonema de um morador aborrecido acabou com o empreendimento. Como isso aconteceu é um mistério. Não digo nada. Só sei que a nossa feira foi um sucesso e sustentou nossos estudos, além de criar alguns empregos.

William chegou ao cargo de diretor de pesquisas em cardiologia da Stanford University, na Califórnia. Aos 26 anos, participou da primeira cirurgia para colocação de um *by-pass* em um ser humano, com a utilização de um endoscópio. O dispositivo é chamado de *endoclamp*, um cateter de balão aórtico ascendente patenteado por ele e fabricado por uma empresa – a Heartport – com ótimo desempenho na Nasdaq, a bolsa de valores eletrônica.

Decidi mudar de emprego e de estilo de vida e fui morar em Taranaki, local de grandes ondas. Queria ser cirurgião ortopédico. No entanto, estar preso na sala de cirurgia enquanto as ondas quebravam lá fora me deixou frustrado. Optei por combinar o trabalho no setor de emergência do hospital com um consultório próprio de clínica geral e medicina esportiva. Depois de certo tempo, eu precisava de um novo desafio.

> VIVA SEU SONHO, NÃO SONHE SUA VIDA.

Sempre tive vontade de voar. Então, decidi ser piloto. Quando criança, frequentemente sonhava estar voando sobre os campos, como um pássaro. Viva seu sonho, não sonhe sua vida.

Mais uma vez, um pensamento doentio quase me atrapalhou. Em um jornal, vi um anúncio de oferta de bolsas de estudos no aeroclube local para quem quisesse aprender a pilotar. Comentei com alguns amigos que pensava em me candidatar. O que ouvi deles foi:

– Nunca vai conseguir. Você é médico. Bolsas de estudos são para quem não pode pagar.

O problema é que se você der ouvidos a "especialistas" que emitem opiniões sem base em fatos vai acabar como eles, que são desinformados e estagnados. Quando cheguei ao aeroporto e preenchi o formulário, faltava uma hora para encerrar-se o período em que, pagando uma taxa de 120 dólares, eu me candidataria a uma bolsa de estudos. Eu jamais conseguiria a bolsa se não tentasse. Pelo menos havia uma possibilidade.

E consegui. Hoje, sou um piloto qualificado. Pilotei helicópteros, Cessnas e um Vampire, além de ter feito inúmeras viagens a locais distantes, sozinho ou com amigos, para surfar, esquiar e pescar. Em um simulador de Hong Kong, pilotei um Airbus depois da explosão de uma bomba; e em Auckland, enquanto fazia um curso de medicina da aviação, tentei aterrissar, em outro simulador, um 747 com um motor apenas.

Nos tempos de faculdade, pensei em entrar para a Força Aérea, mas outro amador mal informado me disse que, medindo mais de 1,90 metro, eu era alto demais para ser piloto e perderia os joelhos caso tivesse de ser ejetado. A ideia de deixar os joelhos no avião foi demais para mim. Assim, acreditando que minha altura não combinava com aquela carreira, escolhi outra. Por que será que, às vezes, quando você diz que pretende fazer alguma coisa, aparece alguém para "dar o contra"?

Se eu tivesse dado ouvidos às razões pelas quais não poderia fazer as coisas que fiz, ainda estaria na cama. Desde muito cedo, sempre me disseram que eu não tinha nem um ossinho musical no corpo. Talvez não tenha mesmo. Mas já toquei guitarra pelo mundo, já ganhei dinheiro tocando nas ruas, fiz parte de uma banda e fui aplaudido por multidões!

Quando inaugurei o primeiro centro médico particular para atendimentos de emergência, disseram-me que eu não sobreviveria. Teria de ir embora da cidade. Muitos riam, e médicos que haviam comparecido ao meu casamento trocavam de calçada para não terem de me encarar.

"Ninguém é dono dos pacientes", pensei. "Eles vão aonde são bem atendidos. Sou médico e administro um negócio – o negócio de manter as pessoas saudáveis. O que é bom para o paciente é bom para os negócios!"

Essa se revelou uma regra preciosa. Outra das minhas regras é a de não deixar a emoção atrapalhar os negócios. Procuro sempre manter emoções doentias longe dos empreendimentos.

Contra as probabilidades, as campanhas de oposição e aqueles que diziam como é difícil uma empresa nova sobreviver, abri uma clínica de pronto atendimento, com raio X, farmácia, médicos e equipe de enfermagem em sistema de socorro 24 horas. Concentrei-me por inteiro em cuidar dos pacientes e em oferecer serviço médico de qualidade.

Em um ano, a clínica já movimentava 1 milhão de dólares. O mais importante, porém, foi o oferecimento de um serviço muito necessário e a mudança no modo como a medicina era praticada na cidade. Atualmente, esse tipo de clínica se multiplicou, e os pacientes podem escolher entre vários bons serviços médicos em nossa comunidade.

Decidi inscrever a clínica no Chamber of Commerce Business Awards, o prêmio conferido pela câmara de comércio. E lá vieram as risadas outra vez. Hoje as considero um indicador de que estou no caminho certo. Quando as pessoas acham graça, sei que se trata de uma ideia nova; sei que estou prestes a explorar um novo território. Talvez eu seja um explorador. Gosto de fazer coisas novas e encontrar novos nichos. Isso contribui para tornar a vida maravilhosa, interessante, desafiadora. E cria empregos.

Eis um comentário típico:

– Você não pode inscrever um centro médico em uma premiação para negócios. Ninguém faz isso. Um centro médico não é negócio; é serviço.

Mais uma vez, mantive a atitude de considerar a clínica um negócio. Se não participasse da competição, jamais ganharia. Assim, cheio de entusiasmo, preenchi os formulários no último minuto e aguardei ansiosamente a visita dos juízes. A visita aconteceu no dia seguinte. Respondi a todas as perguntas. E comprei entradas para a cerimônia de premiação. Estava confiante, mas, conforme descobri mais tarde, despreparado para o que viria.

POR QUE SERÁ QUE, QUANDO VOCÊ PRETENDE FAZER ALGUMA COISA, APARECE ALGUÉM PARA "DAR O CONTRA"?

Como haviam me solicitado que providenciasse um logotipo, pensei que veria o nome da clínica iluminado no palco. Reservei uma mesa grande para a família e os amigos e vesti meu melhor terno – o único, para falar a verdade. Disse a todo mundo que éramos finalistas. Os nomes foram lidos, e o da minha clínica não foi sequer mencionado. Tive de suportar os olhares de condolência. Mas aquilo não significava que a clínica não fosse boa. Aquilo queria dizer que eu não estava preparado para os juízes e para o prêmio.

Talvez alguém ali estivesse satisfeito com o meu insucesso, não sei, mas eu com certeza não estava. Em vez de desistir, decidi me inscrever novamente no ano seguinte, aprender as regras e elaborar um plano de negócios. A experiência é uma coisa maravilhosa.

Pensamento saudável e comportamentos de sucesso me ensinaram que Michael Jordan não desistiu por perder o jogo de abertura da temporada; Tiger Woods não deixou de jogar golfe por errar uma tacada; Henry Ford não abandonou a fabricação de carros porque o primeiro modelo não deu certo.

No ano seguinte, eu estava preparado. Além disso, os negócios iam às mil maravilhas, resultado do plano de negócios e do foco. Eu saboreava o jantar quando o mestre de cerimônias anunciou que a clínica White Cross havia conquistado o prêmio de melhor empresa emergente, além de ter sido considerada a mais inovadora, uma categoria na qual concorriam pequenas, médias e grandes empresas. Recebi uma placa, vários prêmios e uma carta do presidente:

> O Air New Zealand Taranaki Business Awards de 1997 teve como concorrentes muitas empresas inovadoras e altamente bem-sucedidas, em vários estágios do ciclo de negócios. A mais notável na categoria de empresa emergente foi a White Cross Taranaki, por isso considerada vencedora. Em sua avaliação, os juízes apontaram o vasto conhecimento de Tom Mulholland, diretor clínico, atuante e entusiástico no que se refere ao funcionamento e ao ambiente operacional da empresa. Ressalte-se também que Tom Mulholland pode ser considerado responsável pelo sucesso alcançado. Ele fez a diferença, para a White Cross Taranaki, entre o primeiro e o segundo lugar.

Até hoje tenho orgulhoso dessa carta. Eu não desisti. Acreditei na visão de um melhor atendimento em termos de saúde e me mantive firme. Frequentemente procuramos ensinar às nossas crianças o valor da persistência, mas é incrível a quantidade de adultos que não adotam esse valor.

Cinco anos depois de deixar a White Cross, retornei à empresa para ajudar os novos proprietários, amigos meus. O primeiro dia foi realmente movimentado, com muitos atendimentos. Voltei para casa achando que aquele tinha sido um mau começo. Isso foi há uma semana. Esta noite, cheguei do segundo plantão. Usei o pensamento saudável para transformar o meu dia, fazendo dele uma experiência agradável para todos. Mudei de atitude, mudei de ideia, mudei de comportamento e tive momentos excelentes.

Eu me concentrei em fazer cada paciente se sentir especial. Vi crianças doentes, assustadas, chegarem de pijama no meio da noite fria. Perguntei a um garotinho de olhos grandes:

– Você está doente?

– Estou – ele respondeu trêmulo.

– Que sorte! Eu sou médico e vou fazer você ficar bom!

Naquele momento, lembrei-me de como me senti quando estive doente, de como me senti quando vi meus filhos doentes e tive de levá-los ao médico. E pensei em como é bom ver um sorriso e um rosto amigável em um momento desses.

Em vez de pensar nos muitos pacientes que aguardavam atendimento, ou no fato de não ter conseguido jantar ainda, aproveitei cada momento e a alegria de ver surgir um sorriso de criança. Nem me importei quando uma mãe me mandou olhar direitinho os ouvidos de seus filhos, porque se eles chorassem ao voltar para casa, ela queria ter a certeza de que não era de dor. Foi uma noite boa.

O prêmio de 5 mil dólares me permitiu iniciar outro negócio. Embora tivesse enviado inúmeras cartas e visitado dentistas pessoalmente, não consegui um profissional disposto a pagar um aluguel de apenas 100 dólares semanais por uma sala com todos os recursos necessários ao funcionamento de um centro odontológico de emergência. Então, sem remorso algum, já que tinha esgotado todas as possibilidades, liguei para um amigo cujo irmão trabalhava como dentista a centenas de quilômetros de distância e propus a ele que se tornasse meu sócio. Compramos uma cadeira usada, e criei um slogan: "O dentista gentil – com a sua boca e com o seu bolso."

Usei uma parte do prêmio para contratar um número para o qual os clientes podiam ligar gratuitamente – o 0800 TOOTHACHE.

Encontrei dois bons dentistas e consegui convencê-los a se mudar, durante um período de experiência, para nossa cidade. O negócio foi um sucesso, e vendemos a empresa para eles seis meses depois de havermos assumido o risco.

Certa vez, conversei com sir Tim Wallis, o pai do resgate de cervos na Nova Zelândia, pioneiro da aviação, criador do show aéreo Warbirds over Wanaka e fundador da Helicopter Line. Estudei com um sobrinho dele na faculdade, e voltei a encontrá-lo em uma conferência sobre medicina da aviação.

Ele me contou ter sido o primeiro proprietário de um helicóptero no país. Para isso, hipotecou a casa da mãe. Com algo em torno de dezoito horas de voo, decolou para os Alpes do Sul, embora soubesse que uma tempestade se formava a noroeste.

No alto das montanhas, sua equipe tinha capturado muitos cervos e pretendia transportá-los. Como a tempestade se aproximava, Tim pensou em ajudar e saltou do helicóptero, que então alçou voo, por causa da diferença de peso. Segundo contou, ele era mais ágil naquele tempo e agarrou-se à base, trazendo o veículo de volta, com um baque.

MANTENHA OS PENSAMENTOS DOENTIOS LONGE DOS SEUS EMPREENDIMENTOS.

Para facilitar a decolagem, a equipe levantou vôo da borda da montanha, com os cervos amarrados embaixo. Mas a queda tinha provocado uma rachadura na cauda, que se quebrou, lançando o helicóptero em um monte de neve. Felizmente, todos sobreviveram.

No dia seguinte, o gerente do banco ligou para cobrar o empréstimo, que tinha como garantia a casa da mãe de Tim.

– Você não pode fazer isso! – ele disse. – O acidente só prova que eu não sou o piloto que pensei que fosse. Se você me emprestar mais dinheiro, vou contratar um piloto de verdade. Não quer dizer que o transporte de cervos não seja uma boa ideia.

O resto é História. Tim virou sir Tim, e o resgate de cervos se tornou um setor importante na Nova Zelândia. Sua trajetória me motivou muitas vezes a empregar os comportamentos de sucesso e o pensamento saudável quando precisei surfar a próxima onda gigante – o capital de risco.

Acredite em si.

Verifique se os seus pensamentos são verdadeiros.

Faça o seu trabalho, apesar das opiniões contrárias mal informadas, embora bem-intencionadas.

Certifique-se de ter pensamentos saudáveis.

Capítulo 4
CAPITAL DE RISCO – A SEGUNDA ONDA GIGANTE

Meu próximo empreendimento também ganharia prêmios e seria bem-sucedido na tarefa de levantar milhões de dólares em capital de risco. Eu não previa, porém, o tempo, a energia e a paz familiar que esta onda de tecnologia iria consumir. Embora emocionante e compensadora, pelo que sei, foi a onda gigante de trabalho intenso que varreu minha família.

O conceito envolvia uma base central de dados, como no caso de operações bancárias pela internet, para registros médicos e consultas on-line. Escolhi o nome de Doctor Global e criei o website www.doctorglobal.com. A comunidade médica reagiu, chamando-me de traiçoeiro. Em vez de pensar que se tratava de perseguição, preferi creditar aqueles comentários à falta de informação. E era falta de informação mesmo. Eu poderia partir para a briga, mas preferi o esclarecimento.

Sempre pratiquei a medicina segura e jamais receitei narcóticos, exceto em circunstâncias excepcionais, em consultas frente a frente. Achei estranho alguém julgar que, só porque a internet estava envolvida, eu iria enviar drogas a desconhecidos. Uma das primeiras coisas que você jura, como médico, é não causar mal algum.

Apesar das opiniões contrárias e dos receios da comunidade médica, fui em frente. Corajosamente, pela primeira vez no mundo, atendi um paciente pela internet, proporcionando a ele aconselhamento médico. As opiniões aos poucos se tornaram favoráveis – uma reportagem sobre a Doctor Global foi exibida no programa *60 Minutes*, e diversos artigos foram publicados em revistas e jornais.

Eu me lembro da consulta de uma mulher de Boston, que, preocupada com o marido doente, queria transferi-lo de hospital. Não precisei receitar remédio algum. Simplesmente indiquei a ela as perguntas a fazer aos especialistas. Deixei claro que o motivo que a levara a buscar uma segunda opinião do outro lado do mundo, às 3 da manhã, era sua insegurança quanto à primeira.

Na manhã seguinte, com tranquilidade, ela fez ao médico as perguntas que eu havia indicado. Os dois conversaram, e ele respondeu o que ela queria saber, tornando-a parte do processo. Às 3 da madrugada, ela estava apavorada, com vontade de arrancar os tubos do marido e levá-lo embora. De manhã, era uma pessoa calma, satisfeita por vê-lo no caminho da recuperação. Mais tarde, ela me enviou um e-mail, agradecendo pelo apoio e pelo conselho.

Apesar dos opositores, eu sabia estar certo. O que é bom para o paciente é bom para os negócios. O que não é bom é fornecer medicamentos a pacientes distantes – o que muitos fazem, enviando Viagra, Xenical e outras drogas da moda, sem se preocupar com possíveis más consequências. Meu desafio foi convencer os colegas de profissão de que não era um daqueles desclassificados.

A responsabilidade era grande. Eu soube que o Senado dos Estados Unidos estava de olho na minha empresa e que eu corria o risco de ser processado se desse um conselho errado. Advogados e juízes sugeriram que seria um caso perfeito para quem quisesse mover uma ação contra mim em busca de indenização – um processo que costuma exigir tempo e dinheiro. Mas insisti, na crença de que a ideia fazia sentido e seria de ajuda para muita gente.

> É SEMPRE MELHOR BUSCAR O ESCLARECIMENTO DO QUE PARTIR PARA A BRIGA.

Até hoje, nunca fiz nada desonesto, e minha intenção é sempre ajudar. Pode parecer ingenuidade. Talvez eu devesse adotar uma postura mais defensiva. Mas minha confiança juvenil teve como recompensa o elogio de pacientes do mundo inteiro. Eles me agradeceram pelos conselhos e por ajudá-los a enfrentar as doenças. Ninguém me processou.

O capital necessário à alimentação do website e ao desenvolvimento técnico aumentou. Eu havia levantado dezenas de milhares de dólares de amigos e parentes que confiaram em mim.

A bolha pontocom se expandia, e nós fazíamos parte dela. O conselho de medicina da Nova Zelândia – New Zealand Medical Council –, que poderia cassar minha licença de exercício da profissão, instituiu diretrizes para consultas pela internet. Inclusive adotou alguns artigos do código de conduta que eu havia elaborado, na ausência de padrões mundiais para a questão. Sendo o primeiro, criei as minhas regras e as coloquei no site. Outros médicos aderiram a essas normas, entre eles o meu grande amigo, dr. William Peters, que colaborou no design, no desenvolvimento e no patrocínio da minha empresa.

Eu não apenas tentava criar uma empresa de software de primeira linha, mas procurava fazê-lo em uma remota comunidade rural, numa cidade pequena. E atuava como médico em tempo integral, atendendo pacientes para ganhar dinheiro e sustentar a família. Além disso, passava as noites no computador, preparando um plano de negócios atrás do outro e tentando convencer os investidores de que ali estava uma tendência de futuro.

Eu tinha uma filha de 3 anos e um filho de 2 anos, e meu casamento começou a sofrer. Havia investido tempo e dinheiro, este nem todo meu. Estava em uma onda enorme, sem volta. Pensei que tudo se ajeitaria logo que conseguisse capital de risco. Então, poderia deixar a prática da medicina e me concentrar em administrar os empreendimentos. Mas estava errado.

Com o crescimento dos negócios, eu empregava neles todos os meus recursos. Por exemplo: precisávamos de um programador, já que havíamos "emprestado" o de outra empresa. Ouvi falar de um médico colombiano que entendia de programação e vivia em uma cidade a quatro horas de distância. Ele tinha deixado a Colômbia por causa do terrorismo e da agitação política, mas não podia se registrar como médico na Nova Zelândia.

Telefonei e convidei-o a me fazer uma visita. O dr. Libardo Suárez aceitou o convite. Gostei dele. Levei-o para conhecer a cidade e mostrei que era um bom lugar para criar filhos.

Meu amigo William sugeriu que o contratasse imediatamente. Eu estava sem dinheiro, mas hipotequei minha casa mais uma vez e telefonei para Libardo, oferecendo o emprego. Ele o aceitou imediatamente. Deixou o trabalho que fazia e avisou a família que estava de mudança para Taranaki na segunda-feira seguinte – dali a três dias.

Paguei a passagem com o meu cartão de crédito e disse a ele que, quando ele chegasse ao aeroporto, às 9 horas, um empregado da empresa estaria à sua espera (o escritório funcionava nos fundos do meu consultório).

A segunda-feira chegou, e o funcionário voltou do aeroporto sozinho. Onde estava Libardo? Não viera no avião.

Liguei para ele entre um atendimento e outro. O coitado tinha se despedido da família e dirigido por meia hora até o aeroporto, para descobrir que não havia passagem para ele. A companhia aérea havia marcado sua passagem para a semana seguinte, sem avisá-lo. Ele havia voltado para casa. Disse-lhe que retornasse ao aeroporto e pegasse o avião seguinte. Libardo fez isso. E hoje, passados quatro anos, ele ainda trabalha para a Doctor Global.

Resolvido o problema da programação, a empresa ficou mais conhecida, e o movimento cresceu. Minha mulher ficava cada vez mais estressada; cuidava de filhos pequenos sem poder contar comigo, pois, quando eu estava em casa, continuava a pensar nos negócios. Sugeri que ela passasse duas semanas de férias na Indonésia com o sobrinho. Eu cuidaria das crianças. Ela aceitou a sugestão. Não foi fácil para nenhum de nós. Àquela altura, eu já havia investido quase 100 mil dólares – meus e dos amigos – nos negócios.

Vivo em uma casa de fazenda, com galinhas, vacas e porcos. Cresci na cidade, e sempre pedia aos meus pais que nos mudássemos para o campo, onde eu teria mais espaço. Viva os seus sonhos!

Minha mulher estava em outro país, e eu tentava trocar uma fralda, no intervalo entre dois atendimentos pela internet, quando o telefone tocou. Era um representante da maior rede de televisão da Nova Zelândia e ele queria fazer uma matéria comigo, para ser apresentada no telejornal noturno. A equipe chegaria em uma hora.

A casa parecia uma zona de guerra. Corri de um lado para outro, tentando fazer uma arrumação rápida, e, na confusão, esqueci a porta dos fundos aberta. Eu segurava minha filha no colo, quando meu filho, por alguma razão inexplicável, vomitou no chão. Isso aconteceu exatamente quando a van da equipe de televisão avançava pela entrada de garagem. Os pais de crianças pequenas com certeza sabem como me senti.

Descalço, corri para pegar uma toalha, mas pisei em alguma coisa escorregadia e voei – as galinhas tinham entrado pela porta dos fundos, e eu acabara de enfiar o pé em titica fresca e malcheirosa. Que falta fazem uma casa na cidade e um tapete... Amorteci a queda com a bunda e protegi minha filha com a barriga. Quando a equipe de televisão bateu na porta, o vômito e a titica já tinham saído de cena. Não sei quanto ao odor. Talvez os profissionais tenham sido educados, mas em momento algum mencionaram o mau cheiro durante a filmagem. À noite, depois do noticiário, o telefone enlouqueceu.

Com o crescimento dos negócios, passei a viajar cada vez mais. Fui aos Estados Unidos em busca de capital. Depois de Phoenix e San Diego, dei uma passada no Vale do Silício, em São Francisco. Tive um encontro com executivos da Kleiner Perkins, que financiou a Amazon.com e, acredito, o Netscape, entre outras companhias. Eu me lembro de ter ouvido de Joe Lacoub, um dos sócios-gerentes, que a Doctor Global era uma das melhores ideias que ele já tinha visto, mas que precisava ser simplificada. Quando ele me perguntou quanto custava uma das nossas camisetas, brinquei, dizendo:

– É só me dar 3 milhões de dólares que você leva a companhia de graça!

Ele riu e respondeu:

– Volte quando o negócio for mais simples.

Eu me lembro também de ver o que pareciam contêineres cheios de planos de negócios serem levados para uma grande máquina de picar papel. Pensei que, pelo menos, tínhamos evitado aquilo.

Fui à Ásia, onde havia investidores dispostos a aderir à bolha pontocom. A WebMD começava e tinha ideias similares às nossas. Teria eu elaborado ou distribuído planos de negócios em excesso?

Em momento algum duvidei da minha visão. Sei que a empreitada foi um tanto ambiciosa. Encontrar instituições e médicos dispostos a compartilhar seus dados sobre saúde através de um servidor é um grande desafio.

Eu não conhecia a Europa. A Microsoft fazia na Bélgica uma conferência sobre saúde por meio eletrônico, a MS HUGE, que significa Microsoft Health Users Group, Europe. Foi um grande evento, com cerca de mil participantes, em uma cidade chamada Bruges. Não deixou de ser um tanto assustador desconhecer o idioma de diversos países e bancar viagens para lugares desconhecidos. Mas o que de pior poderia acontecer? Eu me perder. E daí?

Antes uma voz solitária na vastidão da Nova Zelândia, eu agora estava entre visionários, na conferência da Microsoft. Embora ninguém fizesse exatamente o que eu queria fazer, todos compreendiam o meu conceito. Voltei para casa decidido a reformular tudo, com base em uma plataforma Microsoft. Afinal, consegui um capital de risco significativo e dei uma festa para comemorar. Veio gente de toda parte.

> NUNCA DUVIDE DE VOCÊ MESMO E DE SEUS OBJETIVOS.

Depois que levei o último convidado ao aeroporto, nosso responsável pelo gerenciamento de informações me fez uma visita. Ele disse à minha mulher que, agora que eu havia conseguido o capital de que precisava, ela pouco me veria, tão ocupado eu ficaria. E ele estava certo.

O fato de levantar capital de risco só prova que você tem uma boa ideia. Em seguida, é preciso fazer a coisa funcionar. Nem eu nem minha mulher estávamos preparados para aquela nova realidade. Ainda mais com duas crianças pequenas. Estávamos exaustos. Ela me disse que iria embora. E foi, no dia 5º de julho de 2000 – sua estratégia de saída.

A caminho do aeroporto, aonde levava dois investidores, contei as trágicas notícias. Eles ficaram preocupados, mas disseram acreditar que eu me sairia bem. No entanto, eu não estava nada bem. Meu mundo parecia devastado.

Pouco tempo depois, o programa *60 Minutes* levou ao ar uma reportagem sobre a minha vida.

Seja qual for o padrão adotado, pode-se dizer que o dr. Tom é uma pessoa extraordinária. Excelente surfista, ele pilota jatos Vampire, já atuou como guarda-florestal, possui um *first class honours degree* em biologia molecular, é clínico geral e médico do time de rúgbi de Taranaki. Além disso, sobreviveu a uma onda gigante em Java e fundou a Doctor Global, empresa de atendimento médico pela internet que ele acredita apaixonadamente ser um recurso valioso para a melhoria da saúde, diminuindo a frequência aos consultórios.

Mike Valentine

Em seguida, a revista *North and South* publicou uma matéria de cinco páginas a respeito de mim, de William Peters e da empresa.

Tom Mulholland é dono de um visível, inesgotável e contagioso entusiasmo pelas oportunidades. E, tal como costuma acontecer com as pessoas que transformam os limões da vida em limonada – que vendem com lucro –, para ele, todo desastre vira uma aventura.

Deborah Coddington

Mal sabia a jornalista que eu enfrentava um desastre. No entanto, tal como os limões viram limonada, o desmoronamento da minha família seria o início do pensamento saudável.

A morte frequentemente é seguida de um nascimento. Da floresta destruída pelo fogo surgem novos brotos. Mesmo depois de assistir ao documentário na televisão e ler a matéria na revista, eu só conseguia sentir tristeza. Contratei uma babá e, durante seis meses, lutei para administrar a casa, os filhos e os negócios. Hoje vejo que, na verdade, eu lutava contra as minhas emoções.

> A MORTE FREQUENTEMENTE É SEGUIDA DE UM NASCIMENTO.

Até que precisei viajar à Austrália, para presidir uma grande conferência. Durante a viagem, perturbado, liguei para a minha ex-mulher, na Nova Zelândia, para ver como iam as coisas. Ela contou estar recebendo a visita de um dos meus melhores amigos, que divertia as crianças com suas brincadeiras.

Eu pensava de maneira doentia. Comecei a enxergar o futuro através de uma bola de cristal distorcida pelos meus pensamentos. Em vez de ver na atitude da minha ex-mulher um meio de me tranquilizar, dizendo que ela e as crianças estavam bem, imaginei-me substituído pelo amigo, que assumia a minha família e vivia feliz.

Chorei durante horas. Sentia-me completa e absolutamente infeliz. Em seguida, porém, precisei levantar a cabeça para presidir a conferência em Sydney e fazer uma palestra. Agi como se tudo estivesse sob controle. A plateia riu das minhas piadas. Deu tudo certo. Mas, logo que o show terminou, voltei para o quarto e recomecei a chorar.

Até que ouvi uma batida na porta. Era um amigo, acompanhado do professor Peter Yellowlees, um eminente psiquiatra, reconhecido mundialmente como expert em internet e em telemedicina. Pensei que quisessem me internar.

Nada disso. O professor queria me pedir um favor. Como eram muitos os participantes da conferência, não havia acomodações para todos. A única cama vaga estava no meu quarto. Ele queria saber se eu me importaria de ficarmos juntos!

Aquela foi, provavelmente, uma das noites mais longas da minha vida. Tive de falar sobre medicina pela internet, sobre investimentos e sobre uma porção de outros assuntos. Tudo o que eu queria era dizer a ele que estava clinicamente deprimido. Tudo o que eu queria era a minha família de volta. Pouco me importava estar vivo ou morto. Não consegui dormir. Fiquei lá, deitado, ouvindo a respiração do professor.

Eu estava mal da mente, não era eu mesmo. William, então, sugeriu que eu deixasse o cargo de CEO da Doctor Global. Esse foi um baque tão tumultuoso quanto a primeira onda gigante e um rude golpe na minha autoconfiança. Fiquei tão esgotado e ferido quanto daquela vez em Java, só que emocionalmente.

Por quase quatro anos, a Doctor Global tinha ocupado meus pensamentos em todas as horas que passei acordado. Mas eu sabia que alguns empreendedores cometem o erro de permanecer no cargo por tempo demais. E reconhecia que a companhia necessitava de habilidades diferentes das minhas. Então, me afastei. William assumiu temporariamente a função de CEO. A bolha pontocom estourou, e as ações de empresas ligadas à tecnologia quebraram no mundo inteiro. Encontramos outro CEO para a Doctor Global, na qual passei a atuar apenas como consultor. A empresa existe até hoje, como eu estava convencido de que aconteceria, pois nosso modelo de negócios fazia sentido.

O que sobe pode descer.

Planeje sempre uma saída estratégica.

Capítulo 5
DESESPERO E DEPRESSÃO – A TERCEIRA ONDE GIGANTE

No tempo em que eu estava inteiramente envolvido com a Doctor Global, um grande grupo de gestão de saúde dos Estados Unidos, com 8 milhões de pacientes, candidatou-se a usar o software da empresa. As negociações se concretizaram. Para isso, precisei do trabalho árduo de programadores e executivos, mas a ideia funcionou – e funciona até hoje. Agradeço por seus esforços.

Considero o software que criamos parte do sonho e da visão. Ninguém pode nos tirar essa realização, mais gratificante do que dinheiro, pode acreditar. Tal como sir Tim Wallis, o piloto de helicóptero de que já falamos, meu divórcio provou que eu não era o CEO que pensava ser – e que outros pensavam que eu fosse. Mas a visão da Doctor Global era sólida.

Em determinado estágio, minha participação na empresa valia potencialmente mais de 6 milhões de dólares. Outra maneira de pensar nisso é dizer que minha formação custou 6 milhões de dólares. Por causa disso, fui indicado para fazer parte da junta interina de um grupo do governo chamado Health Intelligence. Agora, compareço a encontros e conferências em que se discutem ou se põem em prática meus conceitos originais.

No entanto, a deterioração da minha saúde mental, além de vários outros fatores, fez que os investidores, inclusive eu, se vissem reduzidos a quantias homeopáticas, em termos de dividendos.

O grande crash da tecnologia e a explosão da bolha pontocom tornaram quase impossível conseguir mais capital. A empresa havia acertado receber milhões de dólares em uma segunda rodada de investimentos, mas o dinheiro nunca chegou. Estávamos entre a insolvência e a diluição (redução do valor das ações no patrimônio líquido, por causa da emissão de novas ações). Escolhemos o menor dos males: a segunda opção.

Durante semanas, não saí de casa. Sentia-me um traidor pelo fato de os preços das ações terem despencado. Achei que tivesse cometido uma falha e que talvez as pessoas ficassem com raiva de mim. Mas seria aquele um pensamento verdadeiro? A empresa ainda funcionava, e continuávamos a construir o produto. Éramos bem-sucedidos; somente o valor das ações é que estava terrível. Não havíamos esmorecido, e, embora talvez ninguém tivesse perdido mais tempo e dinheiro do que eu, a culpa não era toda minha. Fiz o que fui aconselhado a fazer, e o que achei melhor, até deixar o comando. Quase todos os acionistas foram solidários, serenos e compreensivos. Naquela oportunidade, descobri quem eram meus verdadeiros amigos.

Eu podia escolher entre receber mal os novos grandes acionistas, ou pensar que conservava 500 milhões de ações da empresa. Ainda trabalho para a Doctor Global como contratado e ainda acredito no conceito original. Desistir de tudo não traria benefício algum.

> OS PERÍODOS DE SOFRIMENTO ABREM AS PORTAS PARA UMA FELICIDADE AINDA MAIS PLENA.

Creio que aqueles que me apoiaram e investiram em mim serão bem recompensados. Não me esqueci deles. O melhor que posso fazer é aprender com a experiência da diluição e evitar os mesmos riscos no futuro. Sem o sofrimento causado pelos negócios e pelo meu divórcio, eu não seria tão feliz quanto sou e não estaria em posição de ajudar tanta gente.

Lembro-me de ter lido que Thomas Edison tentou 9.999 vezes criar a lâmpada elétrica antes de obter sucesso. Ele não via aquelas tentativas como fracassos, mas como descobertas – de operações que não funcionavam.

É preciso se recuperar e tentar de novo. Sem as experiências pelas quais passei e o período sombrio de depressão que vou descrever, não teria descoberto o pensamento saudável nem criado a The Attitude Doctor.

A espiral de insatisfação havia se iniciado. A partir do afastamento da empresa na qual havia investido tanto e da dissolução da minha família, meu pensamento foi ficando doentio e destrutivo. E quase me levou à morte.

Uma onda gigante de desespero estourou em cima de mim. Um dia, eu simplesmente parei. Tinha pela frente uma semana de plantões noturnos no setor de emergência do hospital onde trabalhava desde que passara a trabalhar apenas meio período na Doctor Global. Telefonei, avisando que estava doente e que não atenderia mais lá.

A doença durou três meses. Pela primeira vez, não me sentia seguro para tomar decisões acerca da vida alheia. Não conseguia dormir nem parar de chorar. Com um atestado médico e uma receita em mãos, comecei a perceber como são inadequados os tratamentos oferecidos para a depressão profunda.

O primeiro dia depois de deixar o cargo de CEO tinha sido um pesadelo. Estava acostumado a receber cem e-mails e 30 telefonemas por dia, bem como a realizar muitas atividades. De repente, tudo cessou. Era como se eu vivesse a vida de outra pessoa. Fez-se silêncio. De um dia para outro, eu deixara de ser uma pessoa importante para ser ninguém. Foi assustador. Entrei em pânico. Só recebia um ou outro telefonema. Que fracasso!

O segundo dia também foi um pesadelo. Assim como as primeiras seis semanas, na verdade. Todo dia, eu tomava o antidepressivo e esperava que fizesse efeito. Para me exercitar, levava o cachorro a um passeio de uma hora por florestas e riachos. Fazia o que havia anos vinha ensinando aos pacientes. Eu sabia que tinha de melhorar, mas sempre ficava uma dúvida. Acho que agora sei por que as pessoas tiram a própria vida. Já imaginou sentir-se para sempre como eu me sentia? Exercício físicos são bons porque estimulam a produção de endorfinas, que provocam sensação de bem-estar. Além disso, eu tinha a sensação de ter aonde ir.

Sempre fui uma pessoa bem-sucedida e raramente experimentei o fracasso. Consegui quase tudo que quis, com trabalho árduo e metas bem estabelecidas. Naquele momento, porém, estava reduzido ao mínimo dos mínimos.

O PENSAMENTO SAUDÁVEL É CAPAZ DE TRATAR O DESESPERO PROVOCADO PELO PENSAMENTO DOENTIO.

Um dos momentos definitivos do meu período de depressão foi quando descobri que era alérgico a ela. Seria difícil encontrar alguém mais determinado do que eu a vencer a depressão. Tinha verdadeiro ódio dela.

Eu não queria estar paralisado. Queria melhorar e ser feliz, mas me faltava algo. Minha orientação para o sucesso e a costumeira persistência, no entanto, ajudaram. Li inúmeros livros sobre terapia cognitivo-comportamental e terapia emotivo-racional. Mesmo para mim, médico e cientista, eram complexos e confusos, em sua maioria.

Boa parte daqueles três meses foi dedicada à leitura, aos exercícios e aos medicamentos receitados pelo especialista, que acredito terem colaborado para restaurar meus níveis de serotonina, mas que não deram jeito no pensamento doentio.

O pensamento saudável é capaz de tratar o desespero provocado pelo pensamento doentio. A exposição contínua a pensamentos doentios pode reduzir a serotonina e outras substâncias químicas ligadas ao humor, levando à depressão profunda. O ambiente interage com nossos genes para criar o que somos. O pensamento saudável consegue aliviar muito da potencial ameaça representada pelo ambiente.

Não sei se vou ficar deprimido outra vez. Espero que não. Se tiver uma deficiência bioquímica e voltar a precisar de medicamentos, vou tomá-los, consciente, porém, de que o pensamento saudável continuará a agir como minha mais forte medida preventiva.

Felizmente, remédios e exercícios começaram a fazer efeito. O funcionamento da minha mente aos poucos se aproximou do nível de raciocínio a que eu estava acostumado, e minha confiança foi voltando. Comecei a conseguir dormir. Os pensamentos que se têm às 2 da manhã são, em sua maior parte, doentios. Acordar regularmente às 4 horas pode ser sinal de depressão, devido à baixa de serotonina e de outros neurotransmissores.

Por algum tempo, a falta de telefonemas me deprimiu. Eu me sentia só. Na verdade, a depressão já foi descrita como a doença da solidão. Gradualmente, comecei a raciocinar.

Pensei que era bom dispor de um pouco de espaço. Mudei meu ponto de vista: a falta de mensagens significava paz e sossego para que eu pudesse tocar outro projeto – escrever um livro, por exemplo. Eu, que costumava reclamar do excesso de telefonemas, estava aborrecido com a falta deles.

Então, raciocinei que o meu aborrecimento não mudava coisa alguma. Se queria receber telefonemas, eu devia ligar para as pessoas e deixar mensagens em suas secretárias eletrônicas. Pelo menos a metade delas responderia no espaço de vinte e quatro horas. Assim, se eu quisesse receber cinco ligações por dia, teria que telefonar para dez pessoas!

O importante é que, controlando a minha atitude, eu conseguiria controlar os acontecimentos. O número de telefonemas recebidos diariamente dependia mais de mim mesmo.

> MESMO AS PESSOAS MAIS BEM-SUCEDIDAS PODEM PASSAR POR PERÍODOS SOMBRIOS.

No entanto, faltava alguma coisa. Eu não raciocinava direito. Ainda tinha pensamentos doentios que facilmente me lançariam outra vez na escuridão. A dissolução da família era como a morte de um parente. A simples menção ao fato me paralisava e me impedia de aproveitar a vida. Consultei meu seguro de saúde acerca da terapia cognitivo-comportamental, um tema abordado rapidamente na faculdade de medicina. Eles concordaram em me mandar até Auckland, para uma consulta com um psicólogo perito nessa abordagem.

Como um aparte, quero contar que, anos antes, eu tivera contato próximo com a depressão grave, através de um amigo, o dr. Mike Cox, a quem dedico este livro. Por isso sabia que a coisa era séria.

Eu havia trabalhado no setor de emergência e na enfermaria de AIDS do San Francisco General Hospital e voltava para casa. No caminho, surfei na América Central, cliniquei em uma cidade produtora de ostras chamada Bluff (onde aproveitei para comer o produto local), escalei montanhas, esquiei e experimentei voo de asa-delta e outros esportes radicais.

Já de volta, passei uma semana fantástica esquiando até cansar nas montanhas com esse bom amigo, o dr. Mike Cox. Fomos ao lugar onde sir Edmund Hillary, o neozelandês que participou do primeiro grupo a escalar o monte Everest, começou sua carreira de alpinista e explorador. Acordávamos todo dia às 4 horas para esquiar na geleira banhada pelo luar, ao som dos grandes rochedos de gelo que se desfaziam no monte Cook ou Aorangi, o ponto mais alto da Nova Zelândia.

Com proteção nos calçados, subíamos a montanha principal. Víamos o sol nascer no mar na costa leste e se pôr no mar na costa oeste. No mesmo dia e no mesmo local.

Infelizmente, anos mais tarde, a depressão e os pensamentos de Mike tomaram grandes proporções e o levaram a pôr fim à própria vida. Ele era bom médico, excelente canoísta de corredeiras, exímio esquiador e participava de campeonatos de voo livre. Não se passam muitos dias sem que eu pense naquele sujeito divertido, talentoso e bem-sucedido e sinta sua falta.

Tive outros amigos e pacientes bem-sucedidos e cheios de vida que tiveram dias sombrios e desejaram morrer. Alguns buscaram ajuda. Outros agiram por impulso, sem deixar explicação. E outros estavam sem medicamentos.

Pela minha experiência de médico no atendimento a pessoas que tentaram o suicídio, o que mata não é o Prozac, mas a depressão e o pensamento doentio. Quando estudante de medicina, pesquisei dez anos de boletins de ocorrência arquivados na polícia e então escrevi: "Pode-se prever ou evitar o suicídio?"

No meu estudo, descobri que uma porcentagem significativa de suicidas eram indivíduos deprimidos. Em muitos casos, tratava-se de um ato impulsivo praticado por jovens abandonados pela namorada ou que tinham sofrido uma perda importante.

Eu não queria acabar como eles, e o fato de a ideia me passar pela cabeça me levou a procurar aconselhamento com outro profissional. Foi ótimo. Eu estava ansioso para me curar. E ele me mandou na direção certa.

Os terapeutas que eu havia consultado anteriormente pouco fizeram. Com alguns, a conversa não passava de:

– Você disse que está infeliz.

– Isso mesmo.

Minha vontade era acrescentar:

– Dê um jeito nisso!

Mas eles não o fizeram. Nem poderiam. A depressão não é uma linha reta. Na minha opinião, a melhor maneira de dizer se um tratamento está funcionando é perguntar: "Você está melhor?" E eu não estava!

Devo enfatizar que é difícil praticar o pensamento saudável quando se está clinicamente deprimido ou com baixos níveis de serotonina no cérebro. Pela minha experiência, antidepressivos e pensamento saudável funcionam melhor juntos. Às vezes, o pensamento saudável pode fazer você se livrar dos medicamentos mais cedo. Pode-se considerá-lo uma forma de terapia cognitivo-comportamental (TCC), para aqueles que sabem o que é isso. No entanto, acho mais fácil ensinar as pessoas a pensar de maneira saudável do que recomendar TCC.

Se você tem desânimo, irritabilidade, dificuldade de concentração, falhas de memória, alterações no peso ou no apetite, ideias suicidas, diminuição da libido, dores que não sentia antes, falta de energia ou motivação, se dorme mal ou acorda muito cedo (sem uma boa razão), se deixou de encontrar prazer nas atividades de que gostava (música, por exemplo), consulte um médico. Existem novos antidepressivos que ajudam a restabelecer a serotonina e podem salvar a sua vida. Se você apresentasse todos os sintomas acima dia após dia e pensasse não haver solução, não cogitaria o suicídio?

A depressão pode ser o resultado da combinação de pensamento doentio com baixos níveis de serotonina e de outros neurotransmissores. Tenho certeza de que fatores diversos, como sol e temperatura, também influem. Existe, de fato, uma condição conhecida como desordem afetiva sazonal (DAS).

No exercício da medicina, passei milhares de receitas para tratar a depressão e já vi todo tipo de resultado, do máximo ao mínimo. Tenho consciência do estigma dessa condição na nossa sociedade. Digo aos meus pacientes que eles devem pensar na depressão como se fosse diabetes ou asma, só que na cabeça. Ninguém deve se envergonhar por apresentar um desequilíbrio químico e precisar de medicamentos. A maioria os toma e melhora. Se eu dissesse aos meus pacientes diabéticos que jogassem fora a insulina e procurassem se curar por contra própria, estaria sendo negligente – louco mesmo. Às vezes, é necessário completar os níveis de serotonina, e isso, definitivamente, só se consegue com remédios.

No decorrer dos anos, tenho visto muita gente receber a indicação do uso de antidepressivos. Por quê? Porque eles podem salvar vidas, com certeza. Mas será que trazem a cura completa? Eu lembro quando me receitaram antidepressivos. Fiquei grato por contar com alguma coisa que mudasse o que eu sentia, que me fizesse dormir. No desespero, eu me agarraria a qualquer coisa. Mas sabia que tinha que haver algo mais.

Certa vez, a descrição feita por um paciente mostrou que ele passava pelo mesmo que eu estava passando. Ele acordava de manhã, olhava para fora e pensava: "Que belo dia!" Então, lembrava-se: "Sou um homem acabado, destruído." (Ele havia rompido com a namorada.) Pronto.

Bastavam alguns segundos para a ideia tomar conta dele e gerar as sensações correspondentes. Um minuto parecia durar uma hora; uma hora, um dia; e um dia, uma semana.

Perguntei por que ele se sentia assim. "Eu a amo e não posso viver sem ela" foi a resposta.

Então, eu quis saber se ele acreditava realmente no que dizia. Afinal, tinha vivido sem ela até conhecê-la, aos 32 anos. E estava apenas com 33!

Eis o que eu disse a ele:

– Isso não foi um desastre. Foi uma oportunidade de crescimento, de se pôr em ordem e examinar os motivos do rompimento. Vai ser difícil, a princípio, mas se você se organizar vai conseguir se recuperar. Pode até encontrar alguém melhor! E, se mudar o modo de pensar, pode substituir o desânimo pelo entusiasmo.

Aquelas palavras me assombraram. Quando os níveis de serotonina estão baixos, é difícil raciocinar de maneira saudável – difícil, mas não impossível. Eu, que havia prescrito milhares de doses de antidepressivos, vi chegada a hora de provar do meu próprio remédio. Esperei pelo efeito, sabendo que demoraria pelo menos duas semanas.

Eu era então um depressivo "secreto". Não queria que ninguém soubesse. Tinha vergonha. Como aquilo podia ter acontecido comigo? Eu era médico! Era difícil dizer para mim mesmo o que eu tão tranquilamente dizia aos pacientes: que se trata apenas de um desequilíbrio químico ou de uma espécie de "gripe na cabeça". Por algum tempo, a depressão fez que eu me sentisse um perdedor e tentasse esconder minha condição.

> SUBSTITUA O DESÂNIMO PELO ENTUSIASMO.

Eu corria o risco de perder meu brevê de piloto, minha ocupação, meus amigos, meus filhos e o respeito próprio. Aliás, este eu já havia perdido ao ver irem embora minha mulher e o cargo de CEO. Primeiro, chamei minha depressão de estresse. Depois, de síndrome da deficiência de serotonina. Pareciam denominações menos estereotipadas do que "depressão". E eu não queria ser rotulado.

Hoje, falo abertamente sobre o que passei e fico impressionado com a quantidade de pessoas que se mostram compreensivas. "Eu teria sentido o mesmo", dizem. Pensei que seria discriminado, mas isso não aconteceu. Minha coragem de falar desperta admiração. Eu é que pensava de maneira doentia.

Qual seria a opinião das pessoas sobre um médico deprimido? Um fracasso? Um amigo e colega de profissão disse não achar boa a ideia de escrever um livro para expor minha vida pessoal e os tempos difíceis que atravessei. Mas senti ser minha obrigação deixar claro que, se posso ficar deprimido, qualquer um pode. Precisei de algum tempo para tomar coragem e "sair do armário" da depressão. Ainda hoje, ouço colegas dizerem que eu deveria esconder o fato. No entanto, acredito que tal atitude só serviria para alimentar o estigma de que depressão é sinal de fraqueza. Ninguém pede a um diabético que mantenha segredo sobre seus níveis de glicose no sangue.

Durante muito tempo, porém, escondi minha condição. Somente depois que desenvolvi o pensamento saudável foi que passei a ensinar as técnicas aos pacientes. Hoje, digo a eles que já senti o que sentem. Minha descrição quase sempre os faz rir. Você pensava que indivíduos deprimidos fossem incapazes de rir? Pois alguns conseguem – talvez só por um segundo –, e digo a eles que existe luz no fim do túnel. E não é um trem que se aproxima. Estar deprimido é como permanecer em um buraco escuro, cercado de neblina, e não enxergar a saída. Sem esperança, a vontade é de morrer.

A depressão gera um sofrimento intenso. Quem nunca passou por isso não compreende. Tal como um homem encontra dificuldade em entender a dor do parto ou da perda de um filho. Talvez eu esteja errado, mas acho o sofrimento e a agonia que vejo no rosto das mães quando recebem a notícia da morte de um filho diferente da expressão de dor que percebo nos pais. Eu me lembro de estar tão deprimido que desejei morrer. Foi horrível. Mas meus filhos eram pequenos. Eu sabia dos efeitos que o suicídio provoca nos pais, nos filhos e nos amigos de quem fica e não queria causar dor nem dar mau exemplo. Só queria acabar com o meu sofrimento. Estava cansado de me sentir daquele jeito.

Durante um tempo, trabalhei em um necrotério, fazendo necropsias. Vi a expressão de susto e incredulidade no rosto de jovens que tiraram a própria vida. Era como se houvessem percebido tarde demais o erro que cometeram por impulso.

Como já vimos, minha pesquisa demonstrou que muitos suicídios eram atos impulsivos cometidos por jovens que haviam sofrido mágoa ou rejeição. Muitos nem estavam deprimidos; sentiam raiva ou tristeza. Outros vinham de uma depressão crônica; estavam cansados de sofrer.

Com o aumento da minha motivação, visitei três vezes o novo terapeuta em Auckland. As palavras que me acertaram bem no meio dos olhos, como um raio, foram: "Você vai deixar que a partida da sua mulher arruíne por completo a sua vida?" Aquela pergunta simples me fez entender que eu estava preso ao passado – ao que tinha deixado de ser –, e não voltado para o futuro. Eu precisava me desapegar e seguir adiante. Isso mesmo! Era a primeira vez que via as coisas dessa maneira.

Mais tarde, fui assistir a uma palestra do Dalai Lama. Eu me lembro de ouvi-lo dizer que, se pensasse em seu exílio longe do Tibete de modo negativo, enlouqueceria. Fazia muito tempo que ele não via sua terra nem seus parentes, esse seria um motivo para sentir-se triste. No entanto, o fato de ser o Dalai Lama no exílio lhe abrira muitas portas. Tinha viajado e divulgado a paz. Por meio dele, muita gente havia aprendido sobre o Tibete e se tornado pacifista.

"Quem sabe este é o meu jeito de transformar o limão em limonada?", pensei. Comecei a buscar maneiras de crescer, aprender e ajudar outros que enfrentassem os mesmos problemas. O divórcio me abrira novas portas, e eu podia fazer muito mais.

Faz pouco tempo, conversei com um paciente que vivia de auxílio-doença havia vinte anos. Quando perguntei por que, ele me disse que uma depressão profunda o impedia de trabalhar. Expliquei que conhecia médicos, advogados, músicos e políticos que haviam passado pelo mesmo processo e continuado a trabalhar. Ele estava medicado e permanecia estável havia anos. Eu disse que ele poderia trabalhar, não como piloto, por exemplo, mas isso também não seria possível a um diabético ou epilético. O desequilíbrio químico é semelhante.

Comentei que a única coisa que lhe faltava era autoconfiança. Ele ainda poderia ser um membro valioso para a sociedade. O homem me apertou a mão agradecido, dizendo que eu tinha sido o único médico a se interessar por sua situação; o único a não considerá-lo um fracasso devido à doença. Claro que outros o tratariam da mesma forma. O importante, porém, é que ele saiu disposto a arranjar um emprego. Já fazia planos. Estava feliz por não depender mais do auxílio-doença. E começou a pensar de maneira saudável.

Se você apresenta sintomas de depressão, não tenha medo de procurar ajuda profissional qualificada.

É importante para que você se sinta melhor. E pode salvar a sua vida.

Parte 2

Técnicas de pensamento saudável

Capítulo 6
PENSAMENTO DOENTIO

Se eu lhe pedisse agora para experimentar o máximo possível de raiva ou estresse, o que você faria? Você teria que pensar em uma situação que lhe provocasse tais sentimentos: talvez a falta de atenção do chefe ou o esquecimento do marido (ou da mulher), que deveria ter levado o lixo para fora. O importante é que:

Pensamentos criam emoções

Não se pode sentir uma emoção sem antes experimentar um pensamento. É impossível.

Às vezes, o pensamento é tão rápido que nem o percebemos. Digamos que você atravesse um bar lotado, e alguém lhe dê um tapa no rosto. Se você achar que foi de propósito, provavelmente vai se zangar. A sua reação pode ser o revide, dependendo do tamanho da outra pessoa. Ou talvez você prefira não reagir, conforme a sua atitude em relação à violência e a sua necessidade de autopreservação.

No entanto, se você achasse que a pessoa que lhe deu o tapa tem dificuldade de coordenação motivada por paralisia cerebral, estava sofrendo uma crise de epilepsia, ou que tudo não passou de um acidente, é provável que a sua resposta fosse outra. Em vez de reagir, talvez você oferecesse ajuda.

Portanto, o mesmo evento pode causar emoções diferentes, de acordo com a ideia despertada. Os anos que passei exercendo a medicina e oferecendo ajuda ensinaram-me que emoções doentias, em sua maior parte, vêm de pensamentos doentios. Se você praticar e desenvolver o pensamento saudável, é provável que experimente emoções como contentamento, felicidade e confiança. Se, no entanto, o seu pensamento for doentio, a tendência será sentir culpa, inveja, rancor e raiva.

> O PENSAMENTO DOENTIO DE NADA SERVE. É PURA PERDA DE TEMPO.

O pensamento doentio de nada serve; é pura perda de tempo. Muita gente me pergunta como posso ser assim tão feliz e produzir tanto. A resposta é: pensamento saudável. Honestamente, posso dizer que passo menos de um minuto por semana sentindo o que chamo de emoções doentias – estresse, ansiedade, ressentimento, rejeição, tristeza, raiva, decepção, frustração, culpa e ciúme.

Assim que percebo a chegada de uma dessas emoções, faço minha álgebra emocional. Ao identificar pensamentos doentios e interrompê-los ou alterá-los, consigo mudar rapidamente para um modo de pensar produtivo e saudável.

Se você ou os seus empregados sentirem emoções doentias durante 30% do dia de trabalho, haverá pelo menos 30% de perda em eficiência. O pensamento doentio pode levar a grandes prejuízos em produtividade e vendas, bem como a aumento de queixas pessoais, desperdício de tempo, acidentes, doenças e insatisfação.

Convencer-se de que a mudança nos pensamentos leva à mudança nos sentimentos e aprender a controlar as ideias que passam pela sua cabeça já é meio caminho andado.

Pensamentos criam sentimentos. Portanto, se você mudar o modo de pensar, vai mudar o modo como se sente.

Anote a porcentagem do dia que você gasta com cada uma destas emoções doentias:

	Porcentagem (%)
Raiva	
Ansiedade	
Decepção	
Frustração	
Culpa	
Ciúme	
Rejeição	
Ressentimento	
Tristeza	
Total	%

Essa porcentagem representa a ineficiência – sua ou da empresa. E o restante do tempo não será bem aproveitado, devido à influência dos sentimentos negativos. Imagine de quanto tempo e energia você disporia se utilizasse a álgebra emocional para praticamente eliminar os prejuízos causados pelas emoções doentias.

Quanto mais tempo e energia disponíveis, maior o seu sucesso. Com a melhoria da saúde mental, melhora também a saúde física e aumenta a produtividade. Assim, você vai se concentrar e alcançar mais facilmente as metas estabelecidas.

CAPÍTULO 7

ÁLGEBRA EMOCIONAL

Você sabe contar até três? Então, é capaz de usar a álgebra emocional!

Quando descobri que pensamentos criam emoções, cheguei a uma parte da equação. E comecei a usar a fórmula para alcançar minhas metas.

Causa + Pensamento = **Emoção**

Ao sentir uma emoção doentia, subtraia a causa para identificar o pensamento.

Emoção – Causa = **Pensamento**

Lembra o exemplo do tapa no rosto? Se precisar refrescar a memória, volte à página 59.

Talvez o tapa fosse a causa de um pensamento imediato: "Estou sofrendo uma agressão." Mas, antes de decidir a reação, é preciso analisar o pensamento.

1. É verdade que se tratava de uma agressão?

Aqui está uma lista de ideias que posso usar para explicar o tapa:

- Ele me atacou.
- Como sou forte, ele me provocou para uma briga.
- Ele sofre de paralisia cerebral.
- Ele estava tendo uma convulsão.
- Ele contava uma história e, ao mostrar o tamanho do peixe que tinha pescado, me deu um tapa sem querer.
- Ele me confundiu com outra pessoa.
- Era um amigo meu, e tudo não passou de uma brincadeira.

Na realidade, o homem contava uma história de pescador e me atingiu acidentalmente. Eu não fui atacado, como pensei de início. Meu primeiro pensamento foi doentio.

2. O primeiro pensamento que tive me ajudou a alcançar meu objetivo?

Não. Meu objetivo era passar momentos de lazer no bar. Portanto, envolver-me em uma briga não ajudaria em nada.

3. O pensamento doentio valeu a pena?

Não. Não contribuiu para o meu prazer nem me levou a lugar algum. Só provocou emoções doentias. Logo, seria melhor interromper ou mudar o pensamento.

Uma vez identificado o pensamento doentio, você pode escolher entre interrompê-lo, esquecê-lo, deixar para resolver a situação depois ou mudar de atitude. Se quiser mudar, precisa entender a seguinte equação:

Atitude + Comportamento = **Objetivo**

Ou, em outras palavras:

Escolha a atitude e em seguida ponha o comportamento em ação para alcançar o seu objetivo.

Ensino as pessoas a determinar o objetivo e, em seguida, escolher a atitude e o comportamento de que precisam para alcançá-lo. Em outras palavras:

Objetivo – Comportamento = **Atitude**

Assim como é capaz de criar emoções e comportamentos diversos, o pensamento pode levar a vários resultados.

No momento em que recebi o tapa no rosto, se não tivesse praticado a álgebra emocional e percebido que se tratava de um acidente sem maiores consequências, a situação poderia ter tido outro desfecho.

Tenho sete ideias possíveis, que poderiam provocar sete comportamentos e resultados diferentes:

- procurar provas de que ele era portador de alguma doença
- pedir uma tomografia do cérebro do homem
- arregaçar as mangas para a ação
- chamar a polícia
- dar um soco no homem
- sorrir, aceitar o pedido de desculpas e seguir em frente
- dar um abraço no homem

Se cada resultado cria outras sete decisões e resultados possíveis, a vida pode tomar diversas direções. Digamos que você passe por dez situações em um dia e que cada uma crie sete pensamentos e resultados. Isso significa que:

$7 \times 7 \times 7 \times 7 \times 7 \times 7 \times 7 \times 7 \times 7 \times 7 =$
282 milhões de escolhas em um dia

A sua vida pode tomar 282 milhões de direções diferentes em um dia!

DETERMINE SEU OBJETIVO E ESCOLHA A ATITUDE NECESSÁRIA PARA ALCANÇÁ-LO.

Você pode usar esta dica para escolher assim a direção que a sua vida vai tomar:

Mude os seus pensamentos, depois escolha a sua atitude e adote um comportamento.

A SUA VIDA PODE TOMAR 282 MILHÕES DE DIREÇÕES DIFERENTES EM UM DIA!

Você poderia, por exemplo:

1. Programar o despertador e acordar cedo.
2. Ir de carro ao supermercado.
3. Encontrar um amigo.
4. Tomar café com ele.
5. Encontrar outro amigo e receber um convite para uma festa.
6. Ir ao centro da cidade.
7. Dobrar à esquerda, em uma rua desconhecida.
8. Descobrir uma loja nova.
9. Comprar uma roupa bonita.
10. Ir à festa e conhecer a mulher mais bela (ou o homem mais belo) do planeta, apaixonar-se perdidamente e viver feliz para sempre com ela (ele).

Ou então poderia:

1. Não programar o despertador e acordar tarde.
2. Ir a pé ao mercado.
3. Comprar um bilhete de loteria.
4. Voltar a pé para casa.
5. Ler um livro e inspirar-se a fazer alguma coisa (entre sete possibilidades), dependendo do teor do livro.
6. Cuidar do jardim.
7. Dormir, acordar e decidir fazer uma entre sete coisas diferentes.
8. Comprar outro bilhete de loteria.

9. Verificar os resultados da loteria.
10. Não ganhar nada, ganhar um prêmio pequeno ou ganhar um prêmio grande.

Você poderia ainda passar o dia todo no sofá, com milhões de pensamentos e nenhuma ação. Lembre-se, porém, de que um sonho sem ação não passa de alucinação. Você pode mudar muitas vezes o pensamento e escolher várias atitudes, mas precisa realmente se mexer e fazer alguma coisa para dar início à mudança e alcançar os seus objetivos.

Antes de escolher a sua atitude e adotar comportamentos que o levem ao sucesso, **você tem que eliminar o pensamento doentio.**

CAPÍTULO 8

ESCOLHA A SUA ATITUDE

A escolha da atitude certa é de importância crucial para o sucesso. Durante algum tempo, trabalhei intensamente como médico. Atendia cerca de 50 pacientes por dia. No trajeto para o consultório, a ideia do que teria pela frente já me deixava exausto. Às vezes, eram só cinco minutos para cada consulta – insuficientes para um bom atendimento. Eu preferia que fossem 30 pacientes no mesmo período, o que me permitiria mais comunicação e um trabalho melhor.

Eu poderia chegar estressado ao consultório e dizer a todo mundo que não gostava da situação. Mas optei por aproveitar aqueles momentos ao máximo e fazer o melhor trabalho possível, até que fosse contratado outro médico para dividir comigo a carga de trabalho. Apesar do curtíssimo tempo de que dispunha para os pacientes, eu ria e me concentrava em tornar mais rica a vida deles. Tratava cada um como se fosse o único, sem pensar nos anteriores nem nos que estavam na sala de espera.

Com aquela atitude, atravessei muitos meses. No entanto, acabei cedendo à insegurança gerada pelo excesso de atendimentos. Com tanta demanda e correria, era fácil deixar escapar alguma coisa. Por exemplo, eu perguntava aos pacientes se havia algo de errado com o funcionamento de seu intestino. Se a resposta fosse "não", eu passava para outra pergunta. Em outra clínica, com uma carga de trabalho mais razoável, a investigação iria além, sobre a frequência das evacuações. Uma resposta do tipo "na verdade, acho que são mais frequentes do que o normal" levaria a perguntas sobre cor e aspecto, já que fezes escuras, semelhantes a alcatrão, podem ser indicativas de câncer de intestino.

Em apenas cinco minutos, ficava difícil ir a fundo. Meu objetivo era oferecer medicina de qualidade. Precisava mudar de atitude e de comportamento para alcançar tal meta. Depois de uma conversa com o administrador da clínica, decidi só trabalhar se me sentisse seguro em relação aos atendimentos.

> A ESCOLHA DA ATITUDE CERTA É DE IMPORTÂNCIA CRUCIAL PARA O SUCESSO.

Na função de diretor e médico de uma clínica grande e movimentada, sempre acreditei em ser positivo com os pacientes. Sempre procurei ensinar aos médicos e à equipe de apoio a trabalhar com alegria e dar importância a todos. O trabalho feito com prazer é mais compensador e oferece mais oportunidades. Emoções, atitudes e comportamentos doentios prejudicam qualquer ambiente de trabalho – a produtividade cai e os clientes reclamam.

O pensamento saudável exige prática. Mesmo depois de escrever este livro, preciso me lembrar de escolher as minhas atitudes e de tornar o trabalho uma fonte de prazer, até para os doentes.

Depois de estabelecer o seu objetivo, você deve identificar a atitude necessária para alcançá-lo. Nem sempre vai ser fácil. Se os resultados desejados não chegarem, escolha uma atitude alternativa. Aqui estão dois exemplos:

O jogo da culpa

É culpa deles.

É difícil conseguir bons funcionários.

O mercado não está pronto.

Sou um fracasso.

Perdi o contrato.

Estou condenado.

Como ousa me criticar?

Como eles souberam?

Não vai dar certo.

O TRABALHO FEITO COM PRAZER É MAIS COMPENSADOR.

Recusa em desanimar

O que eu poderia fazer diferente?

Preciso treinar a equipe.

O conceito deve ser desenvolvido.

Foi uma lição valiosa.

Tenho tempo para aperfeiçoar o processo.

Agradeço pelo conselho.

Que boa ideia!

Vai demorar um pouquinho.

Vê-se facilmente qual dessas atitudes vai contribuir para que você alcance seu objetivo.

Trocamos de roupa todo dia. Por que não podemos trocar o que temos por dentro? Podemos, sim. Se a sua atitude atual não dá certo, troque-a.

Não entendo como as pessoas persistem na mesma atitude por anos, mesmo quando ela não funciona. Quando uma equipe esportiva perde uma partida, não muda de tática? Los Angeles Lakers, Manchester United ou Dallas Cowboys insistem no mesmo plano defensivo, mesmo depois de perder cinco jogos seguidos por uma grande diferença? Insistem no mesmo plano ofensivo se marcam poucos pontos? Não. O técnico deve trocar de estratégia, antes que ele mesmo seja trocado.

Não se deixe assustar pelas mudanças.

O que desce pode subir.

Os seres humanos são criaturas de hábitos. Se você não está acostumado a mudar ou arriscar, comece devagar. Em vez de assistir aos mesmos programas de televisão todas as noites, faça algo diferente.

- Assista a outro programa
- Desligue a televisão
- Jogue cartas
- Leia um livro, para você ou para as crianças
- Faça massagem no(a) parceiro(a)
- Aprenda a tocar violão
- Prepare um plano de negócios
- Promova uma reuniãozinha entre amigos
- Estude advocacia
- Escreva um livro
- Converse sobre política com alguém
- Faça parte de um grupo de chat na internet
- Durma

Lembre-se de que sua vida pode tomar 282 milhões de rumos diferentes, dependendo do que você pensa, da atitude que escolhe e do comportamento que adota. Por isso a vida é interessante. Ficamos tão obcecados com um único caminho que nos afligimos a cada desvio. O segredo está em mudar sempre de pensamento, de atitude e de comportamento.

Gloria se candidatou ao cargo de CEO de uma multinacional. Até então, sempre havia conseguido os empregos para os quais se apresentara. Esperava ser contratada e disse aos parentes e amigos que o processo de seleção não passava de mera formalidade. Quando recebeu um telefonema avisando que não tinha sido escolhida, ficou arrasada. Tomada pelo sentimento de rejeição, não queria sair de casa nem falar ao telefone. Quando me procurou, estava envolvida no jogo da culpa, com raiva e desapontada. Acrescente a tudo isso inveja e arrependimento e verá quanto a autoestima profissional dessa pessoa estava afetada.

Logo identificamos o pensamento que gerava a emoção. Gloria se considerava um fracasso por não ter conseguido o cargo. Estava preocupada com a possibilidade de outras pessoas pensarem o mesmo a seu respeito. Passava as noites em claro, tentando encontrar desculpas.

Perguntei a ela qual era seu objetivo. "Ser CEO de uma grande multinacional" foi a resposta. E aquela sensação de fracasso ajudava em alguma coisa? Não! Valia a pena pensar daquele modo? Não! O pensamento era verdadeiro? Acabaria sendo, se ela persistisse naquela atitude.

Quais seriam os possíveis pensamentos de Gloria, depois de não conseguir o emprego?

- Ela não apresentava perfil de CEO
- Não haviam gostado dela
- Encontraram alguém melhor
- Procuravam outro conjunto de habilidades
- Ela havia pedido um salário alto demais
- Ela não possuía o nível adequado de habilidades
- Ela não estava pronta
- Não era o emprego ideal para ela
- Ela precisava de mais treinamento
- Ela era superqualificada

Os pensamentos circulavam na mente de Gloria, impedindo-a de dormir. Sugeri que entrasse em contato com a empresa de recrutamento para descobrir exatamente por que não tinha sido escolhida.

Dali a uma semana, Gloria foi me procurar novamente. Segundo lhe disseram, os empregadores haviam considerado sua personalidade muito empreendedora, o que talvez a fizesse se entediar e deixar o emprego em seis meses, no máximo.

> SE VOCÊ MUDAR DE COMPORTAMENTO, VAI OBTER RECOMPENSAS QUE JAMAIS IMAGINOU.

Ela entendeu os fatos e concordou com eles. De volta ao ponto de equilíbrio, abriu uma empresa própria e vai muito bem. Além do mais, está gostando de trabalhar por conta própria e da liberdade acompanhada de desafios de que pode usufruir.

Gloria vive seu sonho, em vez de sonhar a vida. Hoje, é CEO de uma multinacional. A importante diferença é que a empresa é dela.

A mudança de atitude não precisa ser complexa como a que Gloria teve de fazer. Talvez você deseje apenas um relacionamento melhor com os seus filhos adolescentes ou o seu animal de estimação.

Brian tinha um cachorro que costumava depositar grandes quantidades de cocô no gramado da frente. Furioso, Brian havia tentado várias estratégias e diversos remédios. Investiu uma pequena fortuna em produtos químicos, obstáculos de plástico, portões, coleiras e treinamento comportamental.

Quanto mais Brian se aborrecia, mais o cachorro fazia cocô no gramado! Ele começou a achar que era de propósito. Expliquei que os cães em geral defecam depois de uma caminhada, que lhes estimula o intestino. Sugeri então que ele levasse o bichinho para dar uma volta depois das refeições. Talvez fosse isso o que faltava.

Brian passou a caminhar com o cachorro regularmente. Ele reparou que o animal fazia seu cocô depois de uns vinte minutos de caminhada. Com o exercício, Brian melhorou da asma e perdeu dez quilos. Além disso, conseguiu uma boa economia, e seu gramado não é mais banheiro de cachorro!

Se você mudar de atitude e de comportamento, vai obter recompensas que jamais imaginou.

Susan tinha um vizinho um tanto tenso que estava construindo um barco e uma cobertura. Como as batidas e o barulho provocado pelas máquinas a incomodavam, Susan foi reclamar. Ele se ofendeu. Pouco tempo depois, Susan deu uma festa para alguns amigos. O vizinho, enfurecido, mandou que ela desligasse o som, ou ele mesmo cortaria a eletricidade da casa.

Ela vivia no campo, com muito espaço. Tinha avisado que daria uma festa e convidado o vizinho. Era uma reunião ao ar livre, à tarde, animada por uma banda.

Depois de ouvir a reclamação, Susan pensou em seu objetivo: promover uma boa festa. Então, pediu à banda que ficasse dentro de casa e abriu as portas. Achou que o vizinho devia estar passando por alguma dificuldade. Duas horas mais tarde, o tempo mudou, e um verdadeiro dilúvio desabou. Como a banda estava protegida dentro de casa, não houve problema algum. Sem querer, o vizinho acabou fazendo um grande favor a Susan.

Depois de alguns meses, ela fez uma visita a ele. Levou uma garrafa de vinho e disse que lamentava qualquer incômodo anterior. Ela poderia ter escolhido continuar aborrecida. Poderia ter declarado guerra. Mas não fez isso. Quem saiu ganhando?

Faz pouco tempo, ouvi falar de uma pesquisa feita em uma escola da Palestina: perguntou-se a meninas de 8 anos de idade o que pretendiam fazer depois de crescidas. Entre elas, 10% declararam pretender ser mulheres-bomba. Não é preciso ser um cientista israelense para dizer que, em doze anos, teremos sérios problemas de segurança.

Ainda que metade das garotas desista da ideia, outros 10% podem juntar-se às que ficaram. De qualquer maneira, as coisas só vão ser diferentes se mudarem as atitudes. É muito mais fácil mudar de atitude do que construir muros mais altos ou bombas mais poderosas.

Você pode não ser do Oriente Médio nem da Terra Média. O seu espaço pode não estar ameaçado pelo Hamas, pelo Talibã, por exércitos invasores, por orcs ou mesmo por um vizinho. Meus quinze anos de profissão me ensinaram que, quaisquer que sejam as circunstâncias, somos iguais em essência: cometemos erros e buscamos aceitação.

> DEPOIS QUE CONTROLAMOS NOSSAS PRÓPRIAS EMOÇÕES, CONSEGUIMOS LIDAR COM AS EMOÇÕES ALHEIAS.

Depois de controlar as próprias emoções, é possível lidar com as emoções alheias. Você pode optar por uma atitude de benevolência, perdão e entendimento. Ou então por uma atitude de culpa, castigo e condenação. Veja qual delas faz amigos e torna você uma pessoa mais feliz e bem-sucedida.

Nas muitas palestras e oficinas que promovo, costumo pedir aos participantes que levantem a mão se nunca tiverem cometido um erro. Até hoje, ninguém levantou. Acredito que ser regido pelo medo seja menos produtivo do que demonstrar compreensão e incentivar o aperfeiçoamento. Se você quer que os seus empregados ou os seus filhos melhorem, destaque o que fazem de bom, em vez de humilhá-los quando erram.

Determine seu objetivo.

Descubra qual é a atitude necessária para alcançá-lo.

Aja com base nessa atitude.

Parte 3

Como utilizo o pensamento saudável

Capítulo 9

PRATIQUE, PRATIQUE, PRATIQUE

Depois da diluição das ações da Doctor Global, tive que procurar outro emprego. Conforme já contei, voltei a atuar como médico e a fazer o que mais gostava: tornar as pessoas saudáveis. Descobri, porém, que, assim como prescrevia medicamentos, eu receitava o pensamento saudável. E as pessoas melhoravam. Eu mesmo parei de tomar os antidepressivos receitados pelo psiquiatra. Recuperei a confiança e voltei a aproveitar a vida.

Recentemente, eu estava ocupado com um atendimento, quando a porta do consultório se abriu e uma enfermeira entrou. Foi um acontecimento raro, já que não gosto de ser interrompido. Segundo ela, um representante do conselho de medicina, o Medical Council of New Zealand, estava ao telefone. Aquele era um acontecimento ainda mais raro, pois em quinze anos de profissão eu jamais havia recebido um telefonema daquele órgão. O conselho tem o poder de cassar minha licença para a prática da medicina. (Acho que chamam de prática porque estamos sempre aprendendo.)

Levantei-me imediatamente da cadeira, pedi desculpas ao paciente e rumei para a porta. Senti a boca seca, um nó na garganta, o pulso acelerado e dor de barriga. Em outras palavras: eu estava ansioso... Muito ansioso... Por quê? O que estava pensando? Que alguém podia ter morrido ou apresentado uma queixa contra mim; que, de um modo ou de outro, eu estava em apuros. Rapidamente, fiz uma pergunta-chave:

> O pensamento era verdadeiro?
>
> **Não! Podia não ser.**

> As emoções doentias, em sua maior parte, não são verdadeiras.

Então, mudei-o para: "Talvez estejam telefonando para dizer que ganhei o prêmio de médico do ano!"

Fiquei animadíssimo. Mal podia esperar para chegar até o telefone. Com a mudança do pensamento, minhas emoções tinham se alterado automaticamente. A voz do outro lado da linha disse que precisava do número do meu celular, para uma atualização na base de dados. Em vez de sentir alívio por não haver problema algum, fiquei desapontado por não ter conquistado o prêmio.

Na verdade, nem sei se tal prêmio existe. Eu tinha simplesmente mudado de pensamento para mudar a emoção. Imagine se eu não conseguisse chegar ao telefone. Era o fim de tarde de uma sexta-feira. Eu passaria o fim de semana inteiro preocupado à toa, ansioso por causa de um pensamento que nem sabia se era verdadeiro.

Por experiência própria, sei que as emoções doentias, em sua maior parte, não são verdadeiras e que quanto mais você pratica a mudança de pensamento, mais hábil fica. Tal como no caso das grandes ondas distantes, frequentemente ficamos ansiosos por causa de eventos que podem jamais acontecer. E a ansiedade aumenta a possibilidade de que aconteçam. Se eu tivesse passado o resto da tarde preocupado com o telefonema do conselho, talvez tivesse me enganado em um diagnóstico importante.

No decorrer dos anos, encontrei muitos pacientes com problemas causados pela ansiedade. Um deles foi John, preocupado com uma promoção que esperava receber em alguns meses. Ao ser promovido, ele conseguiria o dinheiro para comprar a casa que tinha prometido à mulher. A ansiedade aumentou a produção de ácidos, o que lhe causou uma úlcera no estômago. A úlcera provocou um buraco que perfurou a parede do músculo, deixando o ácido vazar para o abdome e fazendo surgir uma peritonite, condição grave que o obrigou a passar por uma cirurgia de emergência no meio da noite.

Como resultado, John precisou ficar um bom tempo afastado do trabalho, o que o fez perder a promoção. Arrasado, ele, no entanto, descobriu que a mulher não ficara aborrecida, pois não fazia a menor questão de uma casa maior. Afinal, os filhos estavam crescidos e logo iriam morar sozinhos. E seria um pesadelo ter que cuidar de uma casa grande!

A falta de comunicação de John criou uma dose de ansiedade desnecessária, e sua ideia nem era verdadeira. O que ele mais temia aconteceu, não por incapacidade, mas por causa de suas emoções doentias e de sua falta de habilidade no trato com elas.

A situação, por sua vez, criou ansiedade em mim. Era a primeira vez que eu suturava sozinho uma úlcera gástrica perfurada. Na época, eu praticava para ser cirurgião. Mudei meu pensamento para: "Se você não conseguir encontrar e fechar o buraco, ligue para o cirurgião supervisor. Enquanto isso, não toque em nenhum órgão importante com o bisturi!" John e eu saímos da sala de cirurgia intactos. Talvez o pensamento saudável tenha contribuído para o sucesso do procedimento.

Como regra geral, emoções doentias costumam ser causadas por pensamentos doentios. Pela experiência que tive com pacientes e comigo, a maior parte desses pensamentos não é verdadeira. A interpretação equivocada cria uma falsa realidade que provoca emoções doentias. Estas, por sua vez, causam comportamentos inúteis ou destrutivos, que tendem a afastar a pessoa de seu objetivo.

VOCÊ NÃO TEM QUE ESTAR SEMPRE NO CONTROLE!

No entanto, por favor, não conclua, ao ler este livro, que aconselho você a interromper o uso de qualquer medicamento sem consultar o médico ou terapeuta. Isso pode ser perigoso. São muitos os fatores que influenciam a depressão. O pensamento saudável é um deles.

Recentemente, uma cliente muito idosa reclamou da quantidade de comprimidos que tinha que tomar. Eis o que eu lhe disse:

– Por que está infeliz? Deveria ser grata por esses comprimidos existirem. Senão, provavelmente estaria morta ou hospitalizada, em vez de morar na sua casa e cuidar do jardim. Os seus pais morreram cedo, de problemas cardíacos. O seu colesterol é alto, a sua pressão também. Sem medicamentos, você provavelmente estaria em uma situação difícil. Você deveria acordar todo dia e agradecer a Deus pelos comprimidos. Ao ficar estressada, reclamar dos medicamentos ou deixar de tomar um remédio, você contribui para a elevação da sua pressão sanguínea, o que me obriga a aumentar as doses. E existe ainda o risco de um acidente vascularcerebral. Por que você acha que, hoje em dia, as pessoas vivem mais? Claro que alimentação, vacinas, tratamento da água e redução do fumo exercem um papel importante. Mas os medicamentos são responsáveis por boa parte disso!

A mulher pareceu um tanto surpresa, mas viu que minhas palavras faziam sentido. Ao mudar de pensamento e de atitude em relação aos remédios, ela aumentava as probabilidades de se manter saudável. A redução do estresse está ligada à mudança do pensamento e da atitude.

O estresse nasce, vive e morre no espaço entre as nossas orelhas. Aprenda a obter satisfação no momento presente e aproveite a emoção de não saber o que vai acontecer em seguida. É isso que torna a vida interessante.

Você não tem que estar sempre no controle! Na próxima vez que alguém lhe sugerir uma atividade, experimente-a, mesmo que ache que não vai gostar dela. Não descartar uma ideia antes de tentar concretizá-la costuma ser um bom ponto de vista (desde que com segurança!). Fazer uma coisa sugerida por outro é menos estressante – e sempre se pode apreciar e aprender algo. As recompensas são especialmente importantes, no caso de filhos e parceiros, e vêm em forma de respeito e prazer!

Descobri que o ser humano quase sempre escolhe o pensamento que o faz sentir-se mal acerca da situação. Nós imaginamos o pior. Tenho muitos pensamentos à escolha quando me sinto incomodado por perguntas inconvenientes. Posso me perturbar, levar os comentários a mal e me retrair, estimulando assim pensamentos doentios. No entanto, prefiro levar tudo na brincadeira.

Veja este exemplo de pensamento doentio que influencia o comportamento:

Carol, a mulher de James, foi a uma festa com amigos e demorou a chegar em casa. Ele pensou que ela estivesse tendo um caso e decidiu que o "outro" era provavelmente seu amigo Karl. Com isso, ficou enciumado, magoado, furioso. Teve uma noite horrível, mas não quis ligar para o celular dela.

Quando Carol chegou em casa, James fez uma cena, acusando-a de traição. As coisas começaram a se deteriorar, e Carol foi se retraindo. Ressentida com o comportamento agressivo do marido, ela passou a ficar cada vez menos em casa.

Na noite da festa, James podia escolher entre diversos pensamentos para explicar a chegada de Carol às 2 da manhã. Cada um deles teria um efeito sobre seu comportamento. Algumas pessoas parecem preferir os pensamentos que causarão ações destrutivas, acabando por afastá-las de seu objetivo.

Os pensamentos de James poderiam ser, por exemplo:

- Ela tem um caso e não me ama. Estou com raiva.
- Ela tem um caso, mas ainda me ama. Está cometendo um erro.
- Ela tem um caso e não me ama. Vou ficar melhor sem ela.
- Ela tem um caso. Então, eu também posso ter.
- Ela bebeu demais e está esperando ficar sóbria para dirigir.
- O carro enguiçou.
- Karl está preocupado. Como bom amigo que é, foi ajudá-la.
- Ela encontrou a irmã, e as duas estão se divertindo.
- Ela está sem relógio.
- Ela sofreu um acidente.
- Ela está se divertindo. Merece. Vai voltar para casa quando tiver vontade.

Cada pensamento cria uma emoção diferente. Cria também uma atitude e um comportamento possíveis.

No caso de Carol, ela chegou tarde porque estava se divertindo. Se James pensasse assim, Carol provavelmente pensaria ter um marido maravilhoso, que a apoiava. Ela não teria um caso. Com a reação negativa de James, no entanto, ela sentiu ter um marido controlador e ciumento, de quem passou a se distanciar.

Obviamente, se aquelas festas até altas horas fossem uma ocorrência comum, James talvez precisasse de uma estratégia diferente.

Viva o momento e aprenda a seguir o fluxo.

Aprenda a se adaptar a situações novas e aproveite os diferentes resultados.

Com a prática do pensamento saudável, comecei a buscar novas aventuras. Fui eleito para o District Health Board, o conselho distrital de saúde, que movimenta 160 milhões de dólares anuais. Além disso, fui escolhido para presidir o conselho da escola onde estudam meus filhos e uma grande quantidade de outras crianças felizes. Toquei violão no grupo de cultura e atuei como técnico da equipe de rúgbi dos meus filhos. Organizei uma longa lista de coisas boas que tenho na vida. Comecei a gostar do inesperado.

A vida ficou mais interessante depois que passei a apreciar o momento e o prazer de não saber o que virá em seguida. Ensinei as pessoas a fazer listas de coisas boas, e não de coisas ruins. Assim, elaborei os objetivos e as ideias centrais de *The Attitude Doctor.*

Foi então que comecei a pensar de maneira saudável e a enxergar o aspecto positivo do meu divórcio. Percebi que, às vezes, é bom não conseguir o que se quer . É só prestar atenção.

Quando casado, eu costumava voltar do trabalho e brincar com as crianças. Três anos após a separação, eu interajo com elas. Tenho sido mãe, pai, amigo, professor e muito mais. Conheço meus filhos, e eles me conhecem.

Não quero com isso sugerir que todo mundo se divorcie. A vida de divorciado é difícil e não é a melhor maneira de criar os filhos. Mas, se tiver que ser assim, existem muitas vantagens. Em vez de tentar mudar os fatos, precisei mudar de atitude e aproveitar a situação. Meus filhos se saem bem nos esportes e na escola e têm muitos amigos. Somos uma bela família.

> EM VEZ DE QUERER MUDAR OS FATOS, MUDE SUA ATITUDE EM RELAÇÃO A ELES.

Vou dar um exemplo de como o pensamento saudável me ajudou a evitar uma situação difícil em casa e acabou ajudando no relacionamento com um dos meus filhos. Até hoje, é minha história favorita de pensamento saudável, embora cada dia me traga um relato novo.

Thomas, meu filho de 6 anos, andava pelo quarto, e nada de ir para a cama. Era tarde da noite, e ele ainda tinha que ler para mim um trecho do livro que estava trabalhando na escola. Depois de atender 40 pacientes, voltar para casa, preparar o jantar e fazer uma faxina rápida, eu estava cansado. Finalmente, depois de muitos pedidos, ele foi para a cama. Abri o livro na página marcada, e ele, em voz quase inaudível, começou a ler: "O homem disse que era hora de..."

Por alguma razão, perdi a paciência. Fechei o livro e saí do quarto. Ele ainda gritou:

– Ei, pai! Está maluco?!

Não gostei nada de ouvir aquilo e estava a ponto de reagir, quando percebi que me sentia zangado de verdade. Hora de usar a álgebra emocional.

Ao reconhecer a minha raiva, perguntei:

O que provocou isso?

O fato de Thomas ler em voz muito baixa a primeira linha do texto.

Qual foi o pensamento que me provocou raiva?

Achei que ele estivesse debochando de mim, deixando de demonstrar o respeito que eu merecia como pai cansado e professor.

Mas será que aquele era um pensamento saudável? Verdadeiro? Será que o meu filho não estaria engasgado? Ou sentindo falta de ar? Ou com uma infecção de garganta? Ou um tumor no cérebro? Eu simplesmente acreditei estar diante de um ato de rebeldia. Mas o garoto podia estar dando o último suspiro. E eu todo nervosinho.

Então, fiz algumas perguntas importantes:

O meu modo de agir contribuía para o cumprimento da minha meta, que era ensinar Thomas a ler?

Não!

Criou-se uma emoção doentia?

Sim!

Eu me senti rejeitado e fiquei com raiva.

Com a utilização da álgebra emocional, percebi que o pensamento criado por mim não valia a pena.

Voltei ao quarto de Thomas. Ele continuava na mesma posição. Parecia assustado. Sou muito maior do que ele, e chamar o pai de maluco era uma ofensa prevista no sistema penal doméstico. Quando me desculpei, ele ficou visivelmente aliviado.

– Thomas, sinto muito. Tive um dia difícil e achei que você não estava colaborando.

– Tudo bem – ele disse. – Pais também são humanos.

Satisfeito com a volta da paz, sentei-me perto dele e peguei o livro. Olhei para o título, em que não havia reparado antes. Era *The Whisper Boy* (O Menino Que Sussurrava, em tradução livre). Além do mais, a primeira linha estava em itálico. A interpretação do meu filho tinha sido perfeita.

Fiquei sem graça, mas confortado. A situação poderia ter tomado um rumo desagradável se, em vez de usar a álgebra emocional, eu tivesse tido uma reação mais forte.

Poderíamos facilmente ter chegado a um confronto sem vencedores. Não teríamos feito a leitura, e eu teria perdido algum respeito por parte de Thomas. A ideia que tive determinou a minha realidade. Mas eu havia chegado à conclusão errada. O pensamento doentio me dexou em uma posição em que as emoções levariam ao estresse e a uma atitude equivocada.

Pelo modo como agi, reconheci minha raiva e mudei meus pensamentos e minha percepção. Assim, encontrei a verdade. Ao pedir desculpas, conquistei respeito e possibilitei uma ótima leitura. E tudo terminou com um abraço entre um pai e um filho felizes. Alcancei meu objetivo.

A álgebra emocional funciona de duas maneiras:

1. Faz você parar ao sentir uma emoção doentia, distanciando-se do sentimento despertado pela situação.

2. O nível analítico alcançado contribui para acalmar o pulso e a respiração, facilitando o foco na solução do problema. Se você identificar a emoção e subtrair o motivo, vai chegar ao pensamento.

A razão do meu problema com Thomas foi a minha impressão de que ele estava sendo desrespeitoso ao ler sussurrando a primeira linha do texto. Quando analisei o pensamento, percebi como era doentio.

A vida é como um jogo de xadrez. Quanto mais você observa o cenário, mais opções e oportunidades se abrem. A movimentação de uma peça aponta uma grande quantidade de outros movimentos. Estar vivo e feliz é o resultado da capacidade de se adaptar à mudança e de tirar o máximo proveito do inesperado. Quanto mais você pratica uma atividade, mais perito fica e mais prazer sente.

ESTAR VIVO E FELIZ É O RESULTADO DA CAPACIDADE DE SE ADAPTAR ÀS MUDANÇAS.

O retorno vem na mesma medida do risco. Essa é uma estratégia de investimento relaxante. Experimente fazer algo que não queria e talvez acabe gostando da atividade.

Isso vale para os filhos, para os relacionamentos e para quase todas as situações que a vida nos apresenta. Certa vez, por exemplo, eu estava com os meus filhos na cidade, e faltavam quatro horas para o jogo de basquete a que íamos assistir. Acrescentando-se a isso o fato de ser uma tarde de chuva e frio, digamos que eu tinha um problema. Comecei a ficar estressado, porque todas as possibilidades em que minha memória e minha mente analítica conseguiam pensar não funcionavam. Nenhum lugar a que nos dirigimos serviu. A biblioteca estava fechada, a parede de escalada e o boliche estavam cheios, tínhamos visto todos os filmes em cartaz.

Percebendo minha frustração, as crianças sugeriram:

– Pai, por que não vamos ao Pukekura, aquele parque tão bonito no centro da cidade?

– Não! – respondi, porque é assim que os pais respondem quando não estão no modo pensamento saudável.

– Por que não? – insistiram os pequenos ajudantes.

– Porque está chovendo – foi a resposta da praticidade paterna.

– Mas, pai, temos capas de chuva – disseram os pequenos ajudantes mais práticos ainda.

Derrotado, concordei:

– Tudo bem, vamos ao parque.

Foi como se, de uma hora para outra, me tirassem um peso dos ombros. Eu estava relaxado, em um novo território. Na verdade, eu ia fazer alguma coisa sugerida pelos meus filhos, e não o que imaginei que eles gostassem.

Sempre penso na vida como um rio em que corre o tempo. Sempre achei os rios e essa metáfora muito relaxantes. Assim, pulei no rio da vida e embarquei no momento, para ver aonde seria levado.

Foi só saltarmos do carro, e o sol saiu. Nem precisamos das capas de chuva. Como os outros pais foram "práticos", tivemos o parque todo para nós. Eu me lembrei dos tempos de guarda-florestal e aproveitei para mostrar as árvores às crianças.

Meus filhos adoraram a excursão do tipo Discovery Channel, em que aprenderam sobre a fauna e a flora. Foi tão bom que nos atrasamos para o jogo de basquete. E eles disseram que nunca tinham se divertido tanto!

Foi divertido, grátis, fizemos exercício e despertamos lembranças antigas e importantes. Desde então, adotei a atitude de às vezes fazer o que meus filhos querem. Em quase todas as situações, nos divertimos muito. Mas o segredo está em aceitar tanto as ideias que parecem que vão funcionar quanto as que não parecem. Eu me surpreendo constantemente com o prazer que descubro ao fazer coisas que nem imaginava. Em vez de se irritar porque seus filhos não querem fazer o que você sugeriu, ou porque a atividade não está disponível, experimente outra opção.

Em várias ocasiões usamos a estratégia do dia chuvoso, e ela sempre dá certo. Com frequência, vamos a determinados lugares quando o tempo está meio incerto. Um recente passeio a um jardim zoológico em outra cidade teve resultados surpreendentes. Mais uma vez, éramos os únicos em um lugar normalmente muito movimentado.

Impressionados com nosso interesse, os funcionários nos levaram para uma volta no veículo onde são transportados os alimentos. Com isso, visitamos locais a que a maioria dos visitantes não tem acesso: jogamos pedaços de carne para o leão, alimentamos a girafa e coçamos o chifre do rinoceronte!

No fim de semana passado, saí com as crianças para um passeio de bicicleta. Minha filha de 8 anos perguntou:

– Aonde vamos, pai?

– Vamos aonde a estrada nos levar – respondi.

Seus olhinhos brilharam, e ela disse:

– Eu sabia que a sua resposta seria essa!

Foi muito bom.

Quando se é divorciado, a pior parte é ter que ficar muito tempo longe dos filhos.

O pensamento saudável, porém, ensinou-me que a separação não precisa ser ruim. Raciocinei que, como vivo em uma região onde existe exploração de óleo e gás, muitos pais de família passam duas semanas na plataforma e duas semanas em casa. Tenho certeza de que seus filhos os amam tanto quanto os que veem os pais todos os dias.

Meu pai, como engenheiro naval, passava longos períodos no mar quando eu era criança. Os pais de alguns amigos meus eram pilotos e também ficavam fora dias a fio.

Hoje, não vi meus filhos, mas estive ocupado escrevendo. Amanhã, vou à escola deles, para uma reunião com os pais e para ajudar nas aulas de matemática. O fato de ser técnico do time de rúgbi também me põe em contato frequente. Este ano, eu e minha filha atuamos em uma peça, *Charlie and the Chocolate Factory* (*A Fantástica Fábrica de Chocolates*), dirigida por Roald Dahl. Tivemos três meses de ensaios, e meu filho assistiu a quase todos.

Passamos momentos fantásticos, e foi uma experiência maravilhosa. Ninguém precisa se divorciar dos filhos. Existem muitas maneiras criativas de estar junto deles e de manter um relacionamento saudável – bem melhor do aquele que existiria em uma família desajustada.

O segredo é se relacionar bem com o ex-parceiro – ou parceira – e em hipótese alguma fazer críticas a ele (ou ela) diante dos filhos. Imagine-se criança novamente e pense no que sentiria se visse seu pai e sua mãe criticando um ao outro. Esse é um procedimento destrutivo e, a longo prazo, contraproducente no que se refere ao objetivo de manter um relacionamento próximo com as crianças.

Conheço muita gente que há bastante tempo deixou de ser criança e, ainda assim, fica nervosa quando os pais discutem. Lembre-se de que, se o fim do casamento é confuso para você, é muito mais confuso para os filhos.

Culpa e ciúme são duas emoções doentias que cercam o divórcio e a separação, e é muito arriscado negociar o futuro com base em ideias distorcidas por elas.

Atualmente, vejo muito mais os meus filhos do que durante o casamento. Sei que isto pode parecer clichê, mas hoje dedico a eles tempo de qualidade. Quando criei a Doctor Global, foi para poder trabalhar em casa e ver mais as crianças. Com a Attitude Doctor, é a mesma coisa.

Às vezes, trabalho à noite, promovendo seminários, mas tenho dias livres para acompanhá-las à escola.

Atuo em tempo integral como coach e palestrante motivacional. Vivo o meu sonho. Daqui a dois dias, tenho mais uma palestra, e meus filhos vão assistir a ela. Eles se envolveram na elaboração deste livro e na busca de histórias para eu contar.

Decidi revelar a minha depressão e escrever este livro. Quem me conhece comenta a minha sorte e o meu sucesso. Ninguém faz ideia de como estive mal. Será que agora todos vão perder o respeito por mim? Vão me marginalizar?

Quando se sofre de depressão, é preciso ter muita coragem para dizer isso ao médico. E é preciso mais coragem ainda para admitir o fato publicamente. No entanto, cerca de 10% das pessoas experimentam pelo menos um episódio de depressão na vida, com mais de duas semanas de apresentação dos sintomas já descritos.

Tenho certeza de que o pensamento saudável pode ajudar algumas dessas pessoas. Eu não me envergonho mais do que senti. O que não mata fortalece. Meus clientes se sentem mais confortáveis quando me identifico com seus problemas. Não sei o que a comunidade médica acha disso, mas tenho certeza de que não se importaria se eu dissesse estar gripado. Então, por que deveria se importar com o fato de eu comentar minha depressão?

Cheguei a pensar que, no caso das palestras patrocinadas, pudesse haver um conflito de interesses, caso os patrocinadores descobrissem que estive deprimido. Não, isso seria um pensamento doentio. Afinal, não é nenhuma surpresa que uma pessoa fique deprimida depois de perder o casamento e a empresa quase ao mesmo tempo, quando ainda não dominava os recursos do pensamento saudável.

> O ESTRESSE LIMITA NOSSA CAPACIDADE DE ASSUMIR RISCOS E CRESCER.

Quando decidi mais uma vez deixar de clinicar para iniciar um novo negócio – a www.theattitudedoctor.com –, senti certo estresse, pois corria um risco. Deixei um emprego seguro e bem remunerado em uma cidade à beira do mar, perto de onde morava. O pensamento que me ocorreu foi: "E se ninguém quiser me ouvir falar? E se nenhuma empresa quiser contratar meus serviços de treinamento ou escutar minhas histórias?"

Então, pensei: "E daí se ninguém aparecer? Sempre posso voltar a atuar como médico. Posso voltar a morar com a minha mãe. Posso vender tudo, comprar um iate e sair pelo mundo." Como se viu, fui muito solicitado como palestrante. E sou cada vez mais.

O estresse limita nossa capacidade de assumir riscos e crescer. Quando comecei a escrever este livro, pensei: "E se ninguém o ler? E se a crítica não gostar dele? E se alguém escrever antes sobre o tema? E se a obra for considerada sem sentido ou irrelevante?"

Entretanto, decidi que, se uma pessoa lesse meu livro e tivesse a vida modificada por ele, o esforço valeria a pena. Se eu me deixasse limitar pelo medo do fracasso, jamais começaria a escrever. Quanto mais eu escrevia, mais as pessoas diziam gostar. E mais confiante eu ficava.

"E daí se ninguém ler?", pensei. "Acredito que o pensamento saudável é a coisa mais poderosa que me aconteceu. Já fiz muita loucura e assumi muitos riscos. Foi uma boa experiência que quero compartilhar."

Às vezes é bom não conseguir o que se deseja.

Siga o fluxo, aproveite o momento.

Capítulo 10

STAND-UP COMEDY – O HUMOR DE CARA LIMPA

Hora de novo objetivo. Eu vinha pensando em me tornar um palestrante motivacional, focado na ideia de que a atitude correta tudo pode. Resolvi provar a mim mesmo que, com o recém-descoberto poder do pensamento saudável, podia passar da tristeza ao papel de comediante. Em seis meses.

Isso fazia parte do meu plano para me acostumar com uma plateia, usando material próprio para fazer rir. Bem, valia a pena tentar. Foi um objetivo ambicioso: em seis meses, passar da falta de vontade de sair de casa para o compromisso de ficar de pé, contando piadas, diante de 850 pessoas. Cumpri tal meta graças ao pensamento saudável, aos comportamentos de sucesso e à atitude certa.

Eu já havia feito muitos seminários, na Nova Zelândia e no exterior. As pessoas, em sua maioria, riam durante minhas palestras. Choviam convites para apresentações em jantares.

Grandes plateias não me intimidavam, o que era uma vantagem. Na verdade, anos antes eu havia comparecido a um jantar da America's Cup, depois do qual houve um painel com quatro bilionários: Jim Clark, fundador de Silicon Graphics e Healtheon; Tom Perkins, da Kleiner Perkins, a companhia do capital de risco; John Sculley, da Apple Computers; e Bill Koch, lenda dos negócios e do iatismo. O painel foi excelente, mas me levantei e, diante do público, fiz uma pergunta muito direta que atraiu atenção e garantiu o capital de risco para a Doctor Global.

Assim, achei que valia a pena tentar um show de humor ao vivo. Pensando nisso, fui a um bar onde se apresentam comediantes, o mais conhecido da Nova Zelândia – The Classic, na Queen Street, em Auckland. Scott, o proprietário, cedeu-me um espaço na segunda-feira à noite. No dia marcado, fui até o bar acompanhado por um grupo de amigos – todos eles, com certeza, loucos para me ver fazer papel de bobo na minha primeira apresentação.

Devo admitir que quase desisti, tal a dificuldade de conseguir alguém que ficasse com as crianças. Mas me lembrei do meu objetivo. Afinal, tinha ou não um compromisso?

O mestre de cerimônias da noite foi Mike King, o melhor comediante da Nova Zelândia. Depois de um começo difícil, em que o lembrei que ele conhecia minha tia e o ouvi dizer que ela não era de suas preferidas (em tom de brincadeira, claro), nós nos entendemos. Logo chegou a minha vez de subir ao palco.

Eu me senti no fogo. Estava apostando tudo na minha performance. Aquela era uma excelente oportunidade de me destacar entre comediantes bem-sucedidos. Enchi-me de confiança – cheguei até a improvisar – e ouvi as gargalhadas da minha primeira plateia, o que foi muito bom.

Eu havia sido notado. Acabei sendo convidado a fazer duas outras apresentações em janeiro, durante as férias escolares. Depois daquela noite, me apresentei mais algumas vezes. A certa altura, achei que estava piorando, mas logo mudei meu pensamento: as plateias é que estavam ficando mais difíceis. Então, me esforcei mais, e as coisas se acertaram.

Cerca de um mês mais tarde, Mike King foi a New Plymouth, minha cidade natal, como parte de uma turnê nacional. Eram esperadas de 800 a mil pessoas no Showplace Theatre, a casa de espetáculos local. O promoter entrou em contato com o jornal da cidade para saber da possibilidade de divulgar o evento. A repórter, que sabia da minha experiência ao lado de Mike King, perguntou se eu também me apresentaria.

Fui então convidado a abrir o show e a dar uma entrevista. Tudo isso se passou em quarenta e oito horas.

O que de pior poderia acontecer? Ninguém rir.

Respondi que sim, como sempre faço, para somente depois pensar nas consequências. Decidi que a oportunidade era boa demais para ser desperdiçada. A matéria foi publicada no jornal. Avisei alguns amigos, que compraram ingresso, e, em um dia ou dois, preparei o texto.

Quando a sexta-feira, o grande dia, amanheceu, eu estava pronto, mas nervoso. Não via a hora de encontrar Mike e mostrar a ele minhas piadas. Queria saber sua opinião.

Ao ligar para o agente da turnê, que também se chamava Mike, ouvi uma resposta bem diferente da que esperava.

– Doutor quem? – ele perguntou.

– Dr. Tom, que vai abrir o show do Mike esta noite! – respondi cheio de orgulho.

– Ninguém me falou nada – ele continuou asperamente. – Quem disse isso?

– Foi Paul, o promoter – exclamei.

– Então telefone às 16 horas.

Clique. Ele desligou.

Às 16 horas, pontualmente, telefonei.

– Apareça às 18 horas – foi a resposta.

E clique.

Ele não estava nada contente, obviamente.

Assim fiz. Às 18 horas, estava diante de Mike e do agente da turnê, uma figura imponente para os não iniciados. Mike parecia bastante aborrecido.

– Isso não deveria ter acontecido! – ele bradou. – Estamos fazendo uma apresentação profissional! Tenho um roteiro a seguir!

O Paul nunca poderia ter feito isso!

Claro que Mike King estava zangado de verdade. As coisas não andavam boas.

– Oh! – eu disse. – Sinto muito. Só queria aumentar a venda de ingressos. Se você preferir, posso não me apresentar.

– Agora não dá mais. Saiu no jornal. Você tem três minutos!!!

Bem, se antes eu estava nervoso, agora estava desapontado e apavorado. No entanto, em vez de ficar com raiva ou de sentir-me rejeitado, pensei: “Uau, ele deve estar cheio de problemas para estar assim tão furioso. Ah, três minutos valem mais do que nada. Não posso ir tão mal em três minutos.”

Subir ao palco diante de Mike King e do agente da turnê fulos da vida, bem como de 850 conhecidos, foi mais ou menos como caminhar rumo à cadeira elétrica.

Mais tarde, eu soube que todo o sistema público de sonorização tinha apresentado defeito, e, como no mesmo fim de semana acontecera na cidade um festival de música e dança (o WOMAD – World Of Music And Dance), havia sido muito difícil encontrar um novo sistema de som – mais difícil do que achar, na costa de Taranaki, o tão apreciado molusco avalone (pauá) de tamanho permitido para consumo.

O que quero dizer é: administrei meu conflito interno e compreendi que outro conflito devia estar acontecendo para causar aquela situação. O desapontamento inicial foi substituído pelo pragmatismo. Assim, não fiquei ressentido nem me senti rejeitado. Já era bastante difícil controlar a ansiedade. Eu não precisava de outras emoções negativas! Adotei a atitude correta para a situação, adaptei-me às novas circunstâncias e aprendi um bocado com aquele mestre da comédia.

RIR É O MELHOR REMÉDIO.

No final das contas, fiquei amigo de Mike King e acabo de voltar de Fiji, onde apresentamos juntos o primeiro espetáculo de *stand-up comedy* daquele local.

Todo mundo é comediante.

Rir é o melhor remédio.

Capítulo 11

QUEM PRECISA DE INIMIGOS?

Muita gente envolvida com o mundo dos negócios e com a saúde diz que os sentimentos de raiva e culpa são emoções naturais no ser humano. Essas pessoas consideram tais sentimentos impossíveis de serem evitados e perguntam por que deveriam fazê-lo. Bem, a morte também é natural, e alguns investem muito tempo e dinheiro tentando evitá-la. Por outro lado, outros investem tempo e dinheiro tentando morrer cedo, mas isso é outra história, de que vamos tratar em outro capítulo.

Poderíamos passar um bom tempo a discutir se emoções como raiva, inveja ou tristeza são boas para nós; se, de algum modo, servem de proteção. Não consigo pensar em um só exemplo em que se zangar, perder a calma, traga benefícios ou resultados positivos a longo prazo para a saúde.

Veja a raiva no trânsito, por exemplo. Digamos que você esteja em cima da hora para um encontro. Em meio ao tráfego intenso, um motorista cruza a sua frente, fazendo você pegar o sinal vermelho. Você pensa que ele fez aquilo de propósito, que não respeita as leis e que deve receber uma lição. Assim, avança o sinal, consegue ultrapassá-lo e salta do carro para dizer-lhe umas verdades. Os gritos fazem a sua pressão subir. Você passa mal e, em vez de ir ao encontro marcado, vai parar no hospital. Para piorar as coisas, recebe uma multa por ter desrespeitado o sinal vermelho e perde o emprego por causa dos problemas de saúde que passa a ter.

Outra possibilidade é você alcançar o sujeito, gritar com ele e sair bufando de raiva. Acontece que ele fez a ultrapassagem porque estava com pressa. Tinha um encontro marcado. O mesmo que você. Ele conduziria a entrevista para decidir pela sua contratação – ou não – para o emprego ao qual se candidatou. Que mau começo! O pensamento saudável poderia ter evitado as duas situações.

> ZANGAR-SE NUNCA TRAZ RESULTADOS POSITIVOS PARA A SAÚDE.

Se você tivesse mudado o pensamento, de "ele fez isso de propósito" para "esse sujeito não é daqui, deve estar perdido" ou "está com pressa de chegar ao hospital, a mulher dele vai ter um filho", talvez sentisse certa simpatia pelo motorista. Poderia ter acenado para ele e aproveitado os minutos em que esperava o sinal abrir para ajeitar-se e pensar na entrevista. Assim, chegaria ao encontro com toda a calma e disposição, para então descobrir que aquele a quem você acenou era o entrevistador. Ele, percebendo como você age bem sob pressão, lhe daria o emprego.

O conflito pode ser externo ou interno. Minha definição de conflito é:

Lacuna entre nossa expectativa de comportamento e nosso real desempenho.

Em outras palavras, a diferença entre o que desejamos e o que conseguimos.

Quando se tem muito conflito interno, mais cedo ou mais tarde, ele transborda, causando conflito externo, o que afeta o ambiente. Mais uma vez, se você não administrar bem os seus atos, será mais difícil viver em paz e desenvolver relacionamentos harmoniosos.

Recentemente, eu esperava o sinal abrir, ao volante do meu carro automático, em uma cidade com a qual não estou familiarizado. Era hora do rush – hora da correria, mas isso só pode ser um contrassenso. Quem consegue correr quando os para-choques ficam encostados uns nos outros? Talvez somente os pensamentos dos motoristas corram, imaginando o caos em que estão metidos. Aproveitei para dar uma espiada no mapa e, sem querer, tirei o pé do freio. Como estava engrenado, o carro andou e bateu no da frente. De início, não entendi o que havia acontecido. Sem perceber que o meu carro tinha avançado, pensei que o outro tivesse recuado.

Imediatamente, um homem muito grande saiu do veículo e veio na minha direção como um tanque. Parecia muito zangado. Como uma metralhadora, disparou desaforos, ordenando que eu encostasse. Com calma saí do carro para verificar os estragos. É bom que se diga que meço 1,90 metro e peso 150 quilos. Durante os anos de estudo na universidade, fui encarregado da segurança de vários bares. Sei lutar boxe e fui bom de bola nos jogos de rúgbi. Aquele sujeito, porém, me fez parecer um pigmeu. Ele era grande, muito grande, e estava zangado, muito zangado.

O homem parecia espumar pela boca. Disse que eu havia arrancado seu para-choque, que o conserto sairia muito caro e que ele estava fulo da vida (não exatamente com essas palavras). O carro dele parecia haver passado por várias guerras. Com certeza, tinha visto dias melhores.

Raciocinando como um comediante, pensei que um pouco de humor melhoraria a situação. Errado. Gentilmente, eu lhe disse que seu carro só não se desmanchava por estar unido pelos arranhões.

Hora de me recolher. A raiva do homem aumentou, e ele explodiu.

– Chega! Vou chamar a polícia!

E, dizendo isso, entrou na loja mais próxima para telefonar.

Achei que aquilo não seria necessário e fui atrás dele. Provavelmente ele tivera um mau dia. E poderia ficar pior.

Se eu tivesse pensado "como ele ousa me tratar assim?" e respondido à altura, provavelmente teria mais conflito. Talvez tivéssemos chegado à agressão física, e eu teria precisado de uma ambulância. O médico não consegue curar a si mesmo quando está ferido ou inconsciente.

Em vez de raiva, comecei a sentir pena do sujeito, e não somente por medo de sair machucado. Quando afastamos o desejo natural de reagir e controlamos a emoção interna, fica mais fácil analisar a raiva do outro. Para ter uma reação tão exagerada, era quase certo que ele estivesse atravessando sérias dificuldades.

O homem precisava de simpatia, de calma e de uma solução para seu problema. E eu não queria perder tempo com papelada. Assim, informei a ele meu nome, disse qual era a seguradora do carro e me comprometi a pagar o prejuízo. E mais: pedi desculpas pelo incômodo, já que não tivera a intenção de estragar-lhe o dia. Afinal, eu vinha de outra cidade e consultava o mapa quando deixei o pé escorregar. Mais uma vez me desculpei e assegurei que os danos seriam compensados. Por fim, comentei que ele devia estar realmente estressado para agir daquele modo e que eu não queria piorar as coisas.

Sua reação foi uma surpresa. O sujeito quase chorou e começou a contar o dia difícil que tivera. Além do mais, havia sofrido uma batida por trás anos antes e, desde então, sofria de dores crônicas na cabeça e no pescoço. Ele acabou me pedindo desculpas pela atitude destemperada. Trocamos telefones, e ele me ligou alguns dias depois para dizer que estava mais calmo e que não aceitaria que eu pagasse o conserto do para-choque.

Assim, comecei a aprender que, mesmo em situações carregadas de emoção, é possível mudar o desfecho, com a utilização da álgebra emocional.

Quando você compreende e administra os seus conflitos internos, **consegue administrar melhor os conflitos externos.**

Capítulo 12

Às vezes é bom não conseguir o que se quer

O que quer que tenha acontecido no passado, existe apenas na sua memória. E o que pode acontecer no futuro existe apenas na sua imaginação. De real, só existe o agora – você estar lendo este livro.

Conforme vimos na segunda parte, temos muitas escolhas a fazer na vida. Lembre-se: cada situação gera sete pensamentos diferentes, com sete ações diferentes; cada uma pode criar outros sete pensamentos e ações. Se você enfrentar dez situações diversas em um dia, terá 282 milhões de opções.

Este livro trata de como fazer a escolha certa e obter o máximo da situação. Se você optar pelo caminho errado, ainda poderá aproveitá-lo enquanto tentar melhorar ou mudar.

Há pouco tempo conversei com uma cliente que organiza o trabalho em blocos de seis minutos, para maior eficiência. Depois de um questionamento mais profundo, cheguei à conclusão de que ela passava um minuto estressada com o que fizera no bloco anterior e outros dois minutos estressada com o que tinha a fazer. Isso representava uma redução de 50% na produtividade e um desperdício de tempo.

Não se pode mudar o passado. Então, por que a preocupação? O futuro guarda tantas variáveis e resultados desconhecidos que talvez você se estresse por algo que nunca venha a acontecer. Quando uma porta se fecha, mil outras se abrem. É isso que torna a vida tão emocionante.

Aqueles que viajam com frequência sabem que não adianta se estressar quando as coisas não saem do seu jeito; o importante é aproveitar a viagem.

Eu me lembro de um dos momentos mais relaxantes que tive na vida, durante uma viagem. Eu tentava ir de carona pela costa, de Sydney a Melbourne. Estava havia horas em uma interseção de estradas, e nada. Os carros iam quase todos na direção do interior, para as Montanhas Nevadas. Verifiquei o mapa e vi que podia chegar a Melbourne por aquele caminho.

Atravessei a estrada e logo consegui a carona que tanto queria. Minha vida mudou. Conheci uma garota no dia seguinte, me apaixonei por ela e acabamos vivendo juntos no Canadá por alguns meses. O importante foi não me estressar pelo fato de a opção escolhida não ter dado certo. Aproveitei as horas em que fiquei parado para tirar belas fotos e relaxar. Assim, fui feliz.

Você pode argumentar que eu não estava com pressa, preso em um congestionamento nem atrasado para um compromisso. Mas o mesmo princípio se aplica a essas situações. De que adianta o estresse? Só serve para piorar as coisas. Fazer uma cena depois de ser rejeitado ou sofrer um desapontamento também não ajuda. A pressão sobe, e o calor do momento pode levar a decisões erradas. Estou certo de que o pensamento saudável vai baixar a sua pressão. Comigo foi assim.

QUANDO UMA PORTA SE FECHA, MIL OUTRAS SE ABREM.

Para relaxar, é preciso mudar o pensamento. A preocupação com o atraso não faz o tráfego fluir. É melhor ouvir música, apreciar a paisagem e relaxar. Aproveite o tempo e prepare-se mentalmente para o dia. Pense na sorte que tem. Caso se sinta uma pessoa sem sorte, imagine meios de não cair outra vez no mesmo congestionamento: mude o trajeto, saia de casa mais cedo, use transporte público, troque de emprego, vá viver no campo. Observe as nuvens. Comemore a vida. Você vai ter tempo de sobra depois que morrer.

Recentemente, eu ia para uma clínica na zona rural, pela Surf Highway 45, atrás de um veículo de transporte de gado. Os respingos que caíam dele grudavam no meu carro. Eu tinha cerca de 20 quilômetros pela frente e sabia que chegaria atrasado. Irritado por ver o carro salpicado de esterco de vaca, preparei-me para ultrapassar.

Antes, porém, pensei: "Por que arriscar uma ultrapassagem neste trecho da estrada?" Diminuir o peso do pé no acelerador seria uma estratégia melhor. Foi o que fiz. O caminhão se distanciou e deixou de sujar meu carro. Depois da curva, um caminhão de leite em alta velocidade vinha em sentido contrário. Se eu tivesse ultrapassado, talvez tivesse morrido. O sol saiu e iluminou o vulcão coberto de neve. Que vista!

Na curva seguinte, o caminhão de gado sinalizou e saiu da estrada, tomando o rumo de uma fazenda.

Existem situações em que reduzir a velocidade é mais produtivo do que acelerar. Parecemos viver em um único caminho. Isso não é interessante nem saudável. Às vezes é bom não conseguir o que se quer.

Descrevo o estresse como a lacuna entre expectativa e resultado. Posso achar estressante quando espero e não consigo que uma pessoa aja de determinada maneira. Se quero vencer uma competição, e isso não acontece, talvez fique desapontado ou estressado. Se perco um avião e preciso esperar outro, talvez reclame, esbraveje, tenha um acesso de fúria, mas não vou trazer o avião de volta. Quem sabe não tenha escapado de um acidente, ou venha a conquistar um cliente importante no voo seguinte?

O estresse nasce, vive e morre no espaço entre as nossas orelhas.

Capítulo 13
NOVOS PENSAMENTOS, NOVAS AVENTURAS

O empreendimento mais prazeroso e compensador que realizei foi minha transformação em Attitude Doctor – o Doutor Atitude. Depois que aprendi o pensamento saudável e a álgebra emocional, minhas emoções ficaram sob controle. Eu queria explorar a vida com prazer, e minha recém-adquirida habilidade de controlar pensamentos e emoções formavam uma boa base para um reinício. Decidi também que ensinaria o que havia aprendido.

Este capítulo trata, acima de tudo, de como sentir prazer e aproveitar o momento. Ensina a liberar a mente e o comportamento de emoções doentias, criando assim espaço para a alegria.

> SE TROCAMOS DE ROUPA TODOS OS DIAS, POR QUE NÃO MUDAR DE ATITUDE?

Se trocamos de roupa todos os dias, por que não mudar de atitude? Nossa abordagem à vida e às situações pode ser utilizada como o controle remoto de uma televisão. Quanto maior o número de canais, melhor o indivíduo. Fico surpreso com a quantidade de pessoas que persistem durante anos em atitudes que não funcionam. É muito mais fácil mudar a atitude do que alterar a situação.

Outro dos meus segredos de sucesso é a capacidade de ser impulsivo e agarrar as oportunidades. Essa é uma habilidade-chave para a maioria dos empreendedores. As duas melhores ferramentas de que disponho são o telefone e a capacidade de dizer sim.

Há anos sou médico da equipe de rúgbi de Fiji e viajei com o grupo pela Itália e pela França. Eu tinha sido médico do time de rúgbi de Taranaki, durante o campeonato. Havíamos vencido o Ranfurly Shield fora de Auckland, uma boa experiência. Então, um dia, telefonei para Fiji e conversei com Brad Johnstone, o técnico do time de rúgbi.

Depois de explicar quem eu era e deixar claro que possuía as habilidades e qualificações necessárias, perguntei se a equipe não precisava de um médico.

Ao ouvi-lo dizer que sim, continuei:

– Quando é o próximo jogo?

– Daqui a três dias, no sábado – ele respondeu.

– Contra quem?

– Japão.

– Estarei lá – eu disse, começando em seguida a arrumar minha maleta de médico.

Aquele telefonema simples deu início a o que viria a ser uma ligação próxima com Fiji, um país formado por belas ilhas tropicais, localizado no oceano Pacífico, que vem se tornando meu segundo lar. São enormes as oportunidades que se abrem para um médico em um país religioso onde o rúgbi é quase uma religião, e, embora eu não possa viver dessa ocupação, dinheiro não é tudo.

Em Fiji, conheci muita gente boa e me diverti bastante – como na ocasião em que o agente da equipe fijiana não pôde comparecer a um jantar, na noite anterior ao jogo-treino contra o time da França. Acabei participando de um dos melhores jantares da minha vida, como representante oficial do time. A comida, o vinho e a companhia eram excelentes, e dei o melhor de mim: cantei canções fijianas e contei histórias sobre o país. Fiz muitos amigos e farei outros, tenho certeza.

A afinidade com ilhas parece fazer parte de mim. A uns 850 quilômetros da costa leste da Nova Zelândia, 45 graus ao sul, a caminho da

América do Sul, no oceano Pacífico, na região dos Roaring Forties, ficam as ilhas Chatham. Nelas, vivem 650 pessoas, que contam com um pequeno hospital e convivem com lagostas, ostras, porcos selvagens, ondas e muitos peixes grandes, inclusive uma população de tubarões-brancos. De vez em quando, uma dessas criaturas ataca os nativos que mergulham à cata de moluscos. As ilhas serviram de base para a pesca de baleias no Pacífico Sul, e lá funcionou uma colônia penal. É impressionante a história de guerras entre as tribos indígenas locais, os maori e os moriori, ancestrais dos meus filhos.

Sempre tive vontade de visitar aquelas ilhas, e trabalhar lá era um sonho. Mais uma vez, pensamentos doentios quase me impediram: não julguei que tivesse experiência suficiente para fazer partos. Acontece que o irmão de um amigo meu era dono da companhia aérea que faz voos para as ilhas Chatham. Como o filho dele estava lá e não se sentia bem, ele me pediu que tentasse aconselhá-lo pelo telefone. Querendo retribuir a gentileza, o rapaz me surpreendeu com a oferta de uma viagem até as ilhas. Ao perceber que não havia tempo a perder, perguntei a mim mesmo:

– O que você vai fazer no fim de semana?

– Nada – foi a resposta que me dei.

Algumas semanas antes, eu havia engessado a perna, fraturada em um salto para o meu iate. Troquei a tala por outra de fibra de vidro, arrumei a mala e segui para as remotas e acidentadas ilhas Chatham. Como o tornozelo ficava livre, eu poderia dirigir lá.

Uma vez em terra, peguei uma picape emprestada e saí a explorar a costa, em busca de boas ondas e boa pesca: pensamento saudável e estilo de vida saudável. Cheguei a um lugarejo chamado Port Hutt, que deve ser uma das comunidades mais remotas do planeta: um pontinho no meio dos mares do sul.

Ao ver um barco de pesca amarrado no cais, fui até ele, mancando com minha perna quebrada.

– Você deve ser o fiscal – o pescador falou.

– Não! – respondi.

A “central de notícias” funcionava sem parar, e sempre se sabia quem estava para chegar. O homem me ofereceu uma volta em seu barco, para verificar as redes.

As ondas eram pequenas, mas excelentes, e eu estava animado. Quando perguntei por que não se surfava ali, ele riu e puxou a primeira rede, que estava entre a terra e o local onde as ondas quebravam. Um enorme *blue moki* veio nela. O peixe apresentava um terrível buraco no corpo, obviamente feito por um tubarão. Tubarões-brancos muito grandes, de mais de 6 metros, eram vistos por perto.

Em um curto espaço de tempo, centenas de quilos de peixes de primeira qualidade foram recolhidos, sendo então levados para o único prédio do cais, uma peixaria. Fui convidado a conhecer tudo e ganhei alguns quilos de imperador e liro antártico, os melhores peixes de águas profundas que se pode imaginar.

Fiquei impressionado ao ver como um lugar tão remoto e isolado podia ser tão acolhedor. Eu tinha vivido em São Francisco durante quatro meses, trabalhando em um hospital. Um dos locais mais populosos do mundo, essa cidade é, para mim, um dos mais solitários.

Toda noite, eu chegava ao meu apartamento, abria as três fechaduras de segurança e entrava. Uma vez ou outra, cruzava com um vizinho e o cumprimentava. Quando isso acontecia, ele abria ainda mais rapidamente as fechaduras, para se recolher à sua fortaleza – ou cela, como me parecia.

VIVA O PRESENTE.

Nas ilhas Chatham, não se tranca a casa nem o carro. Na verdade, são poucas as maneiras de sair de lá, e nunca de carro! Mas não me leve a mal. Gosto de São Francisco. Apenas se trata de uma cidade grande, que pode ser muito solitária quando não se conhece ninguém.

Com uma saca cheia de peixes, fui visitar meu novo amigo – aquele que me emprestara a picape.

Em seguida, voltei para meu quarto no único hotel da ilha. Depois de assistir a um jogo de rúgbi na televisão, fui convidado para uma festa de aniversário de 21 anos. Aceitei o convite, é claro, e percorri uma distância de 25 quilômetros até uma parte remota da ilha. A festa estava animada e durou até as 3 da manhã. Não fosse tão longe, teria saído antes. Sem alternativa, porém, esperei por uma carona.

Durante a festa, eu comentara com algumas pessoas que gostaria de pescar. Às 6 horas, bateram com força na porta do quarto. Cheguei a desejar ter as três fechaduras do apartamento de São Francisco.

– Vai querer pescar ou não? – alguém perguntou em voz bem alta.

Era a "central de notícias" em operação novamente.

– Vou – respondi sem hesitação.

Ainda no escuro, chegamos a outro cais e pegamos um pequeno bote; fomos remando até um barco de pesca. Era inverno e fazia frio. As ondas chegavam a 4 metros. O vento ficou um pouco mais forte, mas eu conhecia o mar e não me intimidei.

– Nunca enjoei – eu disse ao capitão.

– Deve ser porque nunca esteve em um barco bem pequeno, em um mar de ondas bem grandes – ele respondeu.

Bem, as ondas estavam grandes, o barco era pequeno e eu tinha a perna imobilizada. Logo um dos homens enjoou, e descobri que aquela não era uma viagem de turismo. Eu estava lá para trabalhar. Minha função era pegar as sobras de abalone congelado e abastecer com elas uns potes de plástico que eram colocados dentro de dez recipientes, os quais fazíamos descer ao mar para pegar grandes nedopas-da-nova-zelândia – os *blue cods*. Eram peixes tão grandes quanto a minha perna sem a tala. Em um processo conhecido como codd*ing*, navegávamos em círculos em volta dos recipientes, até pegarmos literalmente uma tonelada de peixes.

Fazia frio. Minhas mãos estavam geladas, não só pela temperatura do ambiente, mas também pelo contado com os abalones. Lamentei não ter aceitado o rum abundantemente oferecido na festa da noite anterior. No entanto, os albatrozes, os rochedos escarpados, o mar cinza-esverdeado e o ronco do motor a diesel fizeram tudo valer a pena. Foi difícil sentar no convés com uma perna esticada e limpar os peixes ao mesmo tempo, mas eu consegui. E adorei.

Ao pôr do sol, baixamos a âncora depois de um dia de trabalho. Peguei uma porção de lagostas, pois havíamos conseguido algumas. Fui deixado no hotel, que encontrei escuro e deserto. Havia um bilhete pregado à minha porta:

Caro Tom: Fomos ao outro lado da ilha. Sirva-se. Nós nos vemos pela manhã.

> HÁ GENTE QUE SUBSTITUI UM RELACIONAMENTO DOENTIO POR OUTRO, PELO SIMPLES MEDO DE FICAR SÓ.

Já que o hotel estava às minhas ordens, abri uma garrafa de vinho *chardonnay*, acendi o fogo e preparei minhas lagostas. Na manhã seguinte, voei de volta para casa, não sem antes receber um convite: administrar o hospital da ilha durante o verão. Aceitei a oferta imediatamente.

Meses mais tarde, voltei às ilhas Chatham. Passei lá duas semanas antes da chegada dos meus filhos. Surfei, mergulhei, pesquei, cliniquei e aproveitei a vida. Vivi o presente. Tenho uma fotografia do momento em que as crianças, depois de descerem do avião, corriam ao meu encontro. A imagem vale mil palavras para explicar a alegria que sentiram ao ver o papai e imaginar uma nova aventura.

Passamos um mês juntos nas ilhas, e foi um período mágico. Será sempre um tempo absolutamente especial, aconteça o que acontecer. Fizemos muitos amigos. Aproveitei para surfar, apesar do medo dos grandes tubarões-brancos. Prestei atendimento domiciliar a moradores de ilhas afastadas, aonde chegava em barcos usados para a pesca da lagosta. Nadávamos, pescávamos e brincávamos até o sol se pôr. Tivemos um verão que será eterno. Mergulhei para pegar abalones e lagostas, encontrei fósseis e dentes de tubarão, e meus filhos viram albatrozes e entalhes em madeira feitos por seus ancestrais. Eles viveram em completa liberdade. Difícil imaginar tempo ou lugar melhores. O pensamento saudável me levou lá. Se não fosse por ele...

Passados dois anos do meu divórcio, achei que era hora de tentar um novo relacionamento. Depois do período de recuperação, sentia-me pronto para lidar com o sexo feminino. Como vivo em uma pequena comunidade rural, eu sabia que eram poucas as chances de encontrar uma Julia Roberts local. Também não queria me relacionar com alguém que morasse tão perto, para que meus filhos não fossem afetados, caso soubessem do meu romance.

Já que havia criado uma empresa que funcionava on-line, decidi tentar um encontro pela internet. Escolhi um site sério, mandei uma foto e esperei. Também cliquei em alguns perfis, inclusive o de uma linda espanhola que, por coincidência, era parecida com Julia Roberts.

Começamos a nos comunicar. Depois de seis meses de e-mails e telefonemas, eu estava pronto para assumir o risco. Aluguei um iate, também por meio da internet, e decidi visitar a ilha de Maiorca com ela. Para experimentar as águas, por assim dizer.

Na Nova Zelândia, era um dia frio de inverno, e um dos meus amigos estava de aniversário. Saí da comemoração direto para o táxi que me levaria ao aeroporto, a caminho da Espanha. Imagine as brincadeiras e provocações que tive que aturar...

– Como você sabe que ela não é homem? – perguntou um amigo meu.

– Se for, a viagem vai ser curta – respondi.

– Como você sabe que a fotografia dela não é montagem? – perguntou outro rindo.

– Não sei. Mas isso eu vou descobrir.

Eles eram só risadas quando o táxi chegou. Eu havia tido a sorte de conseguir um upgrade para a primeira classe e falei:

– Vou dizer uma coisa. Fiquem aí na chuva rindo de mim. Eu vou de primeira classe para o calor da Espanha, passar uma semana no mar com a minha princesa espanhola!

Eles perceberam a verdade do que eu tinha dito e ficaram abalados. Melhor correr atrás do meu sonho.

Duas semanas depois, eu velejava em uma baía de águas perfeitas. Fazia calor. O sol acabara de nascer, e minha bela espanhola ainda dormia. A foto que vi na internet não era montagem, e nos demos muito bem.

De repente, pensei nos meus filhos e senti culpa. Seria eu um mau pai por estar ali me divertindo longe deles? Hora de praticar um pouco de álgebra emocional.

Eu estava mesmo sendo um mau pai?

Não!

Aquela ideia contribuía para que eu alcançasse meu objetivo?

Não!

A ideia faria alguma diferença para as crianças?

Não!

Então, mudei meu pensamento para:

Em dois dias, estarei de volta ao inverno da Nova Zelândia. A casa vai estar desarrumada. Vou ter muito o que fazer. As crianças esperam que eu chegue sorridente e que leve presentes. O fato de me sentir culpado não fará diferença alguma, só vaiservir para estragar o passeio. Eu poderia optar por ficar mal, mas meus filhos não se sentiriam melhor por isso. Mereço férias. Quando eu era criança, meus pais viajavam de vez em quando. Se ainda estivesse casado, iria querer viajar com a minha mulher. Na verdade, nós dois viajamos sozinhos algumas vezes.

EXISTE UMA DIFERENÇA ENTRE CULPA E CONSCIÊNCIA. NA MINHA OPINIÃO, A CULPA, TAL COMO O CIÚME, É COMPLETA PERDA DE TEMPO.

Existe uma diferença entre culpa e consciência. Na minha opinião, a culpa, tal como o ciúme, é completa perda de tempo. Se o seu parceiro – ou parceira – escolhe estar com outra pessoa, é por uma boa razão. Melhor aceitar o fato e levar a vida adiante.

Assim, ao mudar meus pensamentos, mudei meu sentimento. Olhei para os castelos nas colinas e para os barquinhos de pesca a estibordo e me senti vivo. Minha cara fechada foi substituída por um sorriso. Aproveitei o dia. Meus filhos estavam bem.

> O OTIMISMO FAZ BEM À SAÚDE.

Depois de experimentar as águas espanholas, voltei para casa feliz, mas certo de que ainda não estava pronto para assumir um compromisso.

Frequentemente, vejo gente que substitui um relacionamento doentio por outro, pelo simples medo de ficar só. Primeiro, você tem de gostar de si e de estar consigo. Seja otimista. Acredite que vai encontrar alguém. Às vezes, esse alguém é você.

É fácil dizer dez coisas que nos deixam tristes, mas às vezes custamos a lembrar dez coisas que nos fazem felizes. Indivíduos francamente otimistas têm vida 19% mais longa do que os pessimistas. O otimismo faz bem à saúde. E quanto mais você o pratica, mais hábil se torna. Um dos aspectos que as pessoas mais negligenciam é a saúde.

De vez em quando, preciso dizer a um paciente que ele tem pouco tempo de vida. Ver alguém mudar de atitude nos últimos dias nos torna mais humildes, mas também nos lembra que não devemos fazer isso somente quando "a hora está chegando". É muito melhor mudar de atitude porque se quer, não porque se é praticamente obrigado. A ferramenta que desenvolvi mostra às pessoas como estão pensando e como isso afeta suas emoções, seu comportamento e sua produtividade. A álgebra emocional é um recurso para reconhecer pensamentos e mudá-los, alcançando assim uma vida mais produtiva e feliz. Se precisar refrescar a memória, leia novamente a segunda parte deste livro.

Seja impulsivo.

Faça o que sempre quis fazer.

Assuma alguns riscos e, ao mesmo tempo, divirta-se.

Outro exemplo de mudança de atitude para lidar melhor com a situação, em vez de tentar mudá-la, aconteceu durante uma recente viagem que fiz a Fiji, na companhia de Mike King, de quem já falei.

Ao contrário do Mike, tive que viajar na classe econômica. Alto como sou, em geral viajo na classe executiva. Fujo do aperto em que as pessoas são colocadas, como um rebanho. Acostumei-me ao luxo de ter espaço de sobra, boa comida e vinhos finos. Naquele dia, porém, a classe executiva estava lotada. Assim, arrastei-me pelo corredor como um urso com a pata machucada, à procura do assento junto à janela de emergência, que normalmente é mais espaçoso. Não em um 767. Meus joelhos ficaram espremidos.

Para piorar, a janela de emergência era tão pequena que, tenho certeza, se houvesse necessidade, eu não passaria por ela; o rapaz sentado ao meu lado, de uns 19 anos, não parava de fazer perguntas; e a tela onde são projetados os filmes ficava uns 60 centímetros à minha frente, mas 1 metro à esquerda, o que dava uma péssima visão. "Por que não reservei a passagem mais cedo?", pensei irritado.

Minhas ideias fizeram disparar o alarme do pensamento doentio. A raiva que eu sentia não aumentava o espaço nem reduzia o tempo de voo. Eu podia passar três horas sentado como uma criança amuada, desejando estar em outro lugar, ou adotar uma atitude diferente e aproveitar a viagem.

Assim, tirei os fones de ouvido e comecei a falar e ouvir. Na parte de trás do avião, a atitude era completamente diferente. As pessoas estavam ali para se divertir. Meu extrovertido vizinho chamou a comissária de bordo e pediu bebidas para ele e para mim. Em vez do enfado e do tédio lacônico da contida classe executiva, havia o entusiasmo dos "marinheiros de primeira viagem", felizes com a nova aventura.

> O FEEDBACK É IMPORTANTE EM TODOS OS SETORES DA VIDA.

Claro que todos estavam apertados, e a comida não era tão boa, mas as pessoas se divertiam e não tinham medo de rir. Fiquei satisfeito de me juntar a eles. Mudei de atitude e ajustei meu relógio interno. Se não fosse por isso, teria perdido uma festa e tanto.

Não quero desmerecer aqueles que usam a classe executiva, mas o excesso de movimentação não é visto com bons olhos na parte da frente da aeronave. Talvez eu tente mudar isso na próxima viagem. Talvez os passageiros apreciem essa nova atitude! Portanto, se você vir um grandão careca procurando injetar um pouco de entusiasmo na classe executiva, pode ser que seja eu!

AS COISAS BOAS CHEGAM PARA OS QUE VÃO À LUTA!

Meu trabalho na Attitude Doctor (www.theattitudedoctor.com) vai muito bem. Sou bastante solicitado como palestrante motivacional. Fui contratado para uma temporada de seminários em 12 cidades da Nova Zelândia, patrocinada pela Microsoft, pela Hewlett Packard e pela Telecom, através da Câmara de Comércio. É uma ótima oportunidade de eliminar um bocado de pensamentos doentios e de ajudar muitas empresas a crescer. Em um curto espaço de tempo, por meio de um excelente fórum chamado Business Club (www.businessclub.co.nz), falei para muitos funcionários e corporações, e minhas oficinas sobre estresse, emoções e sucesso são bastante procuradas. É incrível o poder do pensamento saudável.

Poder falar de um tema em que acredito apaixonadamente é a realização de um sonho. Quem disse que quem espera sempre alcança com certeza não pertencia ao mundo dos negócios. Eu digo que as coisas boas chegam para os que vão à luta!

É o que tenho feito. Em todas as oportunidades, falo do pensamento saudável e promovo oficinas sobre o tema, aproveitando para sugerir pequenos ajustes na atitude daqueles com quem trato, se necessário. Isso também é fazer a diferença.

Minhas inúmeras palestras sobre o poder do pensamento saudável têm me levado a locais que jamais imaginei conhecer. Foram muitos os que me incentivaram a escrever este livro e muitos os que se beneficiaram dele. O pensamento saudável é simples, mas eficiente.

É incrível o poder do pensamento saudável.

O pensamento saudável vai levar você a lugares com que jamais sonhou.

Tenho como objetivo ser um palestrante motivacional e comediante bem-sucedido. Meu comportamento precisa refletir isso. Minha atitude deve ser a de aceitar críticas. Quando as pessoas me dizem que fiz algo errado, aproveito a oportunidade para melhorar. Não pratico o jogo da culpa nem o jogo da negação. O feedback é importante em todos os setores da vida. Quando você está diante de uma plateia, as perguntas são um tipo de feedback imediato e um excelente meio de aperfeiçoamento.

Parte 4

Comportamentos de sucesso

Capítulo 14
O QUE É SUCESSO?

Você descobriu o pensamento saudável, usou a álgebra emocional e adotou uma atitude. Agora, tem suficiente controle da vida para procurar o sucesso – viver os seus sonhos e objetivos. Não abandone os seus sonhos como se fossem alucinações impossíveis. Aja para realizá-los por meio do pensamento saudável, da álgebra emocional e do comportamento orientado para o sucesso.

O sucesso é relativo. Quanto maior o sucesso, maior a relatividade.

Podemos definir sucesso de várias maneiras. Quando conto aos grupos como consegui criar tantas empresas e oportunidades na vida, uso os dez Cs do sucesso, que vamos ver no próximo capítulo. Essa é a minha receita. Ela continua a dar certo, para mim e para os outros. Mas, se preferir, crie a sua receita – alguma coisa que funcione na busca dos seus objetivos.

> NÃO ABANDONE OS SEUS SONHOS. AJA PARA REALIZÁ-LOS.

As pessoas, em geral, pensam que vão ser felizes quando comprarem um carro novo, um iate de luxo ou uma roupa bonita.

Você pode ser feliz mesmo antes de conquistar o seu objetivo. Pode encontrar satisfação nos esforços. Às vezes, o prazer está na jornada. Não se esqueça disso.

O dinheiro é um indicador comum de sucesso. Dinheiro é bom, mas também traz problemas, tal como a falta dele.

Bons amigos são outro indicador-chave. Conheço gente muito rica que reclama da falta de amigos. Essas pessoas dizem encontrar apenas quem se junte a elas por causa do dinheiro e do estilo de vida. Ficam quase paranoicas, desconfiam de qualquer um. Não sabem se os "amigos" gostam delas ou se querem apenas tirar proveito de seus bens.

NÃO ABANDONE OS SEUS SONHOS COMO SE FOSSEM ALUCINAÇÕES IMPOSSÍVEIS.

Se você não tem dinheiro, não tem esse problema. Pode ter certeza de que os amigos estão aí por sua causa.

Um dos meus indicadores-chave é o tanto que posso melhorar a vida dos outros. Todo dia, ao deixar meus filhos na escola, pergunto:

– Eu já disse hoje quanto amo vocês?

– Mais do que tudo em todo o Universo! – é a resposta.

– Isso mesmo. Agora, lembrem-se de ser gentis e de sorrir para todos que encontrarem.

– Certo, papai. Nós amamos você!

Mas não me entenda mal. Existem dias em que nem tudo acontece assim – quando estamos atrasados e nervosos, por exemplo. Certa vez, estávamos de saída para a escola. Minha filha tentava cobrir de açúcar um bolo que tinha feito e acabou espalhando açúcar pelo chão. Por alguns segundos, perdi a paciência.

Felizmente, a álgebra emocional mudou a situação. Eu me recuperei, pedi desculpas, e fizemos as pazes. Naquele dia, como em muitos outros, fiquei olhando meus filhos entrarem na escola. Estamos desenvolvendo atitudes e estratégias para evitar que situações como a do açúcar se repitam. Se minha mãe derramasse açúcar no chão, eu não ficaria estressado, provavelmente porque ela mesma faria a limpeza.

O que quero dizer é: quem precisa de inimigos? A gentileza traz recompensas internas e externas. Recentemente, ao voltar de Fiji, encontrei no aeroporto uma amiga, que me contou o seguinte: a garçonete de um restaurante havia pedido a ela que, na próxima viagem a Fiji, trouxesse sapatos para sua filha. Minha amiga ficou surpresa e sentiu-se desconfortável com o pedido, que não pretendia atender. Eu disse a ela que não concordava com aquela atitude. Seria uma oportunidade de fazer felizes uma garotinha e sua mãe – sinal de sucesso. Além da satisfação de poder oferecer sapatos a quem precisa, ela talvez passasse a ter prioridade e a ser mais bem atendida no restaurante.

Descobri que sempre recebemos pelo menos o dobro do que damos. É uma questão de multiplicação. Mas não esqueça: duas vezes zero é igual a zero.

Nem sempre é possível, porém, medir o sucesso em termos palpáveis. Ele pode ser representado pelo modo como você se sente e pela alegria do momento. Lembre que o tempo não volta. Um dia, minha filha vai ter a própria casa. O açúcar que ela derramou no nosso chão foi limpo. Espero que ela guarde na memória que pedi desculpas pela zanga, que nos beijamos e que ela entrou na escola sentindo-se especial.

Anos atrás, no final da minha entrevista para o *60 Minutes,* ouvi a pergunta:

– Qual é o seu próximo objetivo?

– Ser técnico do time de rúgbi da 6ª série – respondi.

A morte é somente a parada do coração. Vi a morte de frente várias vezes: quando sobrevivi a uma onda gigante de água e a outra onda gigante, a da depressão. Além disso, entre uma onda e outra, sofri várias perdas.

NÃO SE ESQUEÇA DE QUE O PASSADO VIVE APENAS NA SUA MEMÓRIA E DE QUE O FUTURO ESTÁ NA SUA IMAGINAÇÃO. APROVEITE O AGORA, QUE É REAL.

Não se esqueça de que o passado vive apenas na sua memória e de que o futuro está na sua imaginação. Aproveite o agora, que é real. Não desperdice a vida. Desfrute a jornada, siga o fluxo e tire o máximo de cada oportunidade. Lembre-se das opções de que dispõe e tenha uma vida emocionante.

Ria, você vai se sentir melhor – e os que convivem com você também. Rir é o melhor remédio. O riso contagia e, está provado, melhora a resposta imunológica.

Estamos sempre correndo. Aprenda a parar e ouvir. Ouça-se e ouça o que os outros têm a dizer. Ouça os seus filhos. Ouça o vento, o sussurro das folhas, o som do tráfego e as batidas do seu coração. Aproveite cada momento. Mantenha-se saudável com o pensamento saudável.

Capítulo 15
OS 10 Cs DO SUCESSO

Os dez Cs do sucesso podem ser aplicados a qualquer objetivo: a criação de uma empresa, a escolha do parceiro, o relacionamento com os pais ou os filhos, ou a conquista de uma medalha olímpica. Eles podem ser considerados os dez mandamentos do sucesso na era moderna. Uma das minhas mais populares oficinas gira em torno dos dez Cs. Eles são a fórmula do sucesso, seja nos negócios ou na vida pessoal.

Recentemente, fiz um seminário e não mencionei os dez Cs. Fiquei impressionado quando uma participante se dirigiu ao quadro e os escreveu, na ordem correta. Ela sugeriu ao grupo que adotasse aquelas diretrizes, de que tinha tomado conhecimento em um seminário anterior e que considerava poderosas. Em tom de brincadeira eu disse a ela que ficava muito satisfeito com a sua participação, mas que na verdade existiam 11 Cs. O 11º era o do copyright!

Os dez Cs são estes:

1. Construção
2. Competência
3. Coragem
4. Comunicação
5. Charme

6. ComPAIXÃO
7. Confiança
8. Controle
9. Compromisso
10. Contentamento

Vamos abordar rapidamente cada um deles.

1. Construção

Você precisa construir um plano – uma visão do que quer e de como chegar lá. O plano de negócios ou de objetivos pessoais é o primeiro passo. Como já vimos, é preciso identificar as atitudes que vão levar você aonde deseja ir.

Se não conseguir o que quer, mude de atitude. Não faltam programas de computador, livros, mentores e coaches que podem ajudar você a elaborar um plano de negócios.

Aprendi uma das melhores lições da minha vida quando me candidatei pela primeira vez a um prêmio para empresas. O plano de negócios que eu trazia na cabeça não foi suficiente para os juízes. Um documento formal ajuda na estratégia e na orientação, além de informar os outros sobre o que se pretende. É um pré-requisito, caso você queira obter financiamento ou capital de risco.

2. Competência

Duvido que algum dia eu alcance o sucesso como pintor ou cantor de ópera. Sou incompetente nas duas atividades. Embora aperfeiçoamento e treino possam ajudar, o indivíduo precisa ter talento na área em que quer ser bem-sucedido.

Isso pode parecer óbvio, mas em minha atividade de mentor tenho encontrado pessoas que, apesar da pouca capacidade em determinada área, a escolhem para tentar o sucesso. Embora eu acredite que se pode conseguir qualquer coisa com determinação, a tarefa fica muito mais difícil quando não se possui pelo menos competência básica. Em muitos casos, o caminho que oferece menor resistência é o mais fácil de seguir.

Ao elaborar um plano para uma nova empreitada, anote o que você faz bem e o que gosta de fazer. Esse processo ajuda a identificar nichos de mercado a serem criados ou ocupados. Se você é chef e gosta do idioma francês, pode viajar para a França e se especializar em cozinha francesa. Se gosta de motocicletas e é professor, pode abrir uma escola para formar motociclistas. Todas as ocupações apresentam uma dificuldade à entrada, geralmente baseada em competência, treinamento e qualificação.

Se você se cansou do seu atual trabalho, talvez seja melhor experimentar novos nichos dentro do setor ou pôr em prática as habilidades que adquiriu na sua área de atuação. O sucesso chega mais rápido quando você não precisa se reinventar inteiramente.

Qualidade também é fator necessário ao sucesso, mas torna-se difícil de alcançar quando falta competência. Se for esse o seu caso, procure treinamento ou cerque-se de pessoal competente.

3. Coragem

Ter coragem é muito importante. Às vezes, é preciso arriscar. Às vezes, é preciso alterar a direção, pensar diferente e experimentar novas estratégias. Isso pode causar desconforto em pessoas acostumadas aos mesmos comportamentos. Talvez você se sinta desconfortável. Se acredita na direção que tomou e no resultado que procura, tenha a coragem de manter essa convicção.

> ÀS VEZES, É PRECISO ARRISCAR.

Coragem e autoconfiança sólidas são fatores essenciais em tempos difíceis. Foi preciso coragem para fazer muitas coisas que fiz – escrever esta obra e admitir que sofri de depressão, por exemplo. Quando comecei otrabalho, não tinha a intenção de produzir um livro, mas quanto mais escrevia, mais sentia que tinha que fazer isso. É preciso coragem para vencer a depressão. Escondê-la só serve para piorá-la.

Quando resolvi fazer graça diante de 850 pessoas, a plateia ficou impressionada tanto com a minha coragem quanto com as minhas piadas. A coragem também é importante para que consigamos ser honestos e rir de nós mesmos. E é essencial quando se vai admitir um erro ou um engano.

4. Comunicação

A experiência adquirida nos vários anos em que exerci a administração de uma clínica movimentada me fez entender a importância da comunicação. Cerca de 95% das reclamações acerca de médicos referem-se à comunicação. Em geral, os pacientes ou as famílias não entendem o que vai acontecer, o que esperar e o que fazer.

Está comprovado o fato de que dificuldades de relacionamento na vida profissional ou pessoal são causadas geralmente por falta de comunicação. É de vital importância que o mercado, os colegas e os amigos entendam o que se passa.

Você viu que o pensamento doentio é causado por ideias doentias. Essas ideias são frequentemente criadas ou alimentadas por comunicação deficiente ou mal-entendidos. Escolha com cuidado as suas palavras. Uma estratégia de comunicação é ferramenta fundamental para o sucesso.

5. Charme

Quer você goste ou não, o charme é um importante ingrediente do sucesso. Se você deseja vender – seja um produto, um serviço, uma ideia ou a sua imagem – o charme ajuda. É importante despertar nas pessoas afeição e respeito. Muitos possuem um charme, um encanto natural. Outros precisam desenvolver essa característica.

O charme não é uma qualidade trabalhosa. Um sorriso, um pouco de humor e um interesse genuíno pelos outros fazem de você uma pessoa encantadora. Tal como todos os comportamentos que levam ao sucesso, o charme deve ser apropriado à situação. O exagero pode produzir resultado contrário ao esperado.

O charme deve ter como base a honestidade e o desejo de ser agradável. Deve ser parte de uma personalidade íntegra. Distribuir encanto e depois propor um mau negócio ou apunhalar alguém pelas costas é uma atitude que em nada contribui para o sucesso a longo prazo.

6. ComPAIXÃO

Os seres humanos são basicamente iguais, em sua maioria. Todos cometemos erros; todos buscamos perdão e compaixão. Como médico, tenho contato frequente com gente inconformada – com a situação, com a doença ou com o sistema. Muitas vezes, as pessoas estão inconformadas com elas mesmas.

Lembro-me de uma mulher tão ressentida que maltratava todos que se relacionavam com ela. Eu lhe disse simplesmente:

> SE VOCÊ NÃO ACREDITA NO QUE FAZ, COMO OS OUTROS VÃO ACREDITAR?

– Deve ser terrível carregar tanto ressentimento.

Meu comentário não foi sarcástico; apenas compassivo. Ela parou. Em seguida, concordou e começou a chorar.

As emoções doentias de que já falei podem levar a pessoa a se abater. Elas provocam o jogo da culpa. Os pensamentos começam a sugerir que os outros são responsáveis pelo seu ressentimento – e não que ele vem de dentro de você. Ao encontrar essa barreira, o instinto manda que você responda defensivamente. A meu ver, a compaixão é uma arma poderosa. Quando você se compadece, ajuda-se e ajuda o outro.

Na palavra *compaixão*, a PAIXÃO é importantíssima. Se você não acredita no que faz, como os outros vão acreditar? Eu tenho paixão pelo pensamento saudável. É simples, mas funciona. Tenho certeza. Se não acreditasse apaixonadamente nisso, não poderia escrever este livro, fazer palestras, seminários nem oficinas.

Às vezes, quando encontro dificuldade em me expressar ou redigir um parágrafo, eu me lembro de como sou apaixonado. A centelha reacende a chama. Isso se aplica a qualquer situação.

Se você não sente paixão por alguém ou por alguma coisa, procure descobrir por quê. Analise o seu plano. Se a centelha não surgir, talvez seja o momento de tentar outra estratégia ou outra atitude. Mas, se a chama estiver apenas enfraquecida por falta de combustível, você saberá o que fazer.

7. Confiança

A confiança vem do conhecimento do assunto ou do autoconhecimento.

Algumas pessoas parecem trazer desde o nascimento um grande estoque de confiança. Mas, na maior parte dos casos, ela se assenta sobre uma boa base. Sem isso, se aproxima da arrogância ou da tolice. Ela precisa estar baseada em fatos. O sucesso depende do tanto que a confiança reflete a capacidade.

Aumente a sua confiança, e a sua capacidade vai crescer. Aumente a sua capacidade, e a sua confiança vai crescer. As duas estão diretamente relacionadas.

Fazer comédia sozinho no palco me ensinou a ter confiança, com certeza. Quando você sente que não é capaz de fazer algo, perde a confiança automaticamente, o que cria ansiedade, impedindo o desempenho. Essa ansiedade é sutilmente transmitida à outra pessoa – o que não é nada bom, caso você precise da ajuda dela.

Saiba quem você é, treine bastante, prepare-se e confie na sua capacidade. Essa confiança vai aparecer e levá-lo ao sucesso.

8. Controle

O pensamento saudável está ligado ao controle das ideias, que controlam as emoções. Lembre que não existe emoção sem ideia. Reconheça a emoção e controle a ideia. Mude a ideia para mudar a emoção.

Existem outros fatores que necessitam de controle. O crescimento de empresas iniciantes é um deles. Você pode ter 1 quilômetro de extensão e ser muito estreito. Sei disso por experiência própria. Concentre o controle em determinada área. Como empresário, preciso controlar minhas ideias e, às vezes, meu entusiasmo. É fácil partir em várias direções ao mesmo tempo, em vez de manter uma só.

O controle de gastos e do consumo de recursos é importante. Para dizer a verdade, controle é essencial.

9. Compromisso

Às vezes, é mais fácil desistir. Às vezes, é preciso desistir. Mas, se você acredita no seu objetivo e quer alcançá-lo, precisa ter compromisso. Isso quer dizer não desistir, embora tenha vontade de fazer isso. Talvez seja necessário mudar de atitude e de comportamento para chegar lá, mas siga em frente.

Comprometer-se é tarefa árdua. Vejo o objetivo como o comando de um barco. Durante o percurso, acontecem tempestades, grandes ondas e ventos fortes, defeitos na embarcação e neblina. Todos esses fatores podem atrasar a viagem, ou fazê-lo errar o caminho. No entanto, mais cedo ou mais tarde, você vai alcançar águas tranquilas.

> O MOMENTO É SEU. FAÇA-O O MELHOR POSSÍVEL.

Quem é velejador conhece a sensação de ver o sol sair e secar toda a roupa molhada no corpo. Sabe o que é chegar a uma baía e colher as recompensas. Não pule do barco só porque as coisas estão difíceis. Procure aproveitar a viagem. O que é bom fica muito melhor quando exige esforço.

Quem tem filhos também entende o que digo. Quantas vezes você se desespera e se pergunta como pôde colocar aqueles monstrinhos no mundo? Em outras ocasiões, porém, você se enche de orgulho e satisfação ao ver as crianças crescerem a aprenderem a se comportar.

Para colher as recompensas, há que se ter compromisso. Sempre tive a mesma visão do casamento. Eu esperava tempestades e tempo ruim, mas imaginava à frente baías de águas calmas e o calor do sol. Como creio em compromisso, quando disse "até que a morte nos separe", eu acreditava nisso.

É mais difícil comandar sozinho o barco da família. Quando crescem, os filhos podem ajudar a dirigi-lo. Às vezes, você precisa de auxílio. As baías de águas calmas, os sorrisos e o amor valem a pena. A tarefa árdua do compromisso tem recompensas.

10. Contentamento

Sentir-se contente é aproveitar a viagem. Você deve ser feliz neste momento, pois nada mais existe. Se mantiver o foco em um lugar distante para onde se dirige, sem ao mesmo tempo aproveitar a viagem, você se arriscará a perder boa parte da vida.

Tome uma direção, mas desfrute o que vê e encontra ao longo do caminho. Você nunca mais vai ter a aparência e a idade que tem hoje. Aproveite ao máximo. Faça uma lista de coisas boas que possui. Se tem saúde, coloque-a em primeiro lugar. Pela minha experiência de médico, sei que muitos não dão à saúde a devida importância.

Para alcançar o sucesso, você deve apreciar o que tem, e não se sentir infeliz pelo que não tem. O momento é seu. Faça-o o melhor possível.

O futuro está na sua imaginação.

Quem sabe o que o ele trará? Pretendo aproveitar tudo que me proporcionar. Meu objetivo a longo prazo é dar a volta ao mundo por mar.

Na próxima semana, eu e minha ex-mulher vamos levar as crianças para esquiar – férias em família. Quem sabe aonde a estrada nos levará? Provavelmente à pista de esqui!

Não se esqueça de aprender e praticar a álgebra emocional.

Tenha uma vida longa e próspera.